utb 5119

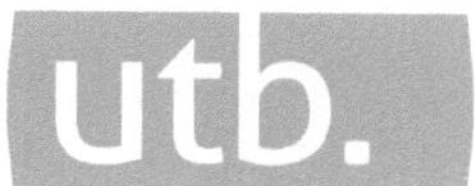

Eine Arbeitsgemeinschaft der Verlage

Brill | Schöningh – Fink · Paderborn
Brill | Vandenhoeck & Ruprecht · Göttingen – Böhlau · Wien · Köln
Verlag Barbara Budrich · Opladen · Toronto
facultas · Wien
Haupt Verlag · Bern
Verlag Julius Klinkhardt · Bad Heilbrunn
Mohr Siebeck · Tübingen
Narr Francke Attempto Verlag – expert verlag · Tübingen
Psychiatrie Verlag · Köln
Ernst Reinhardt Verlag · München
transcript Verlag · Bielefeld
Verlag Eugen Ulmer · Stuttgart
UVK Verlag · München
Waxmann · Münster · New York
wbv Publikation · Bielefeld
Wochenschau Verlag · Frankfurt am Main

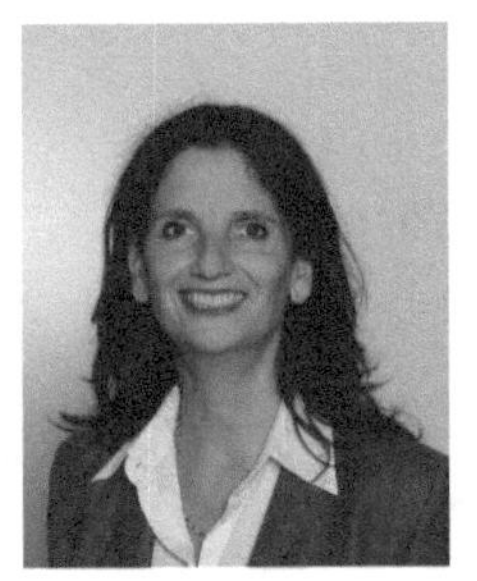

Prof. Dr. Frauke Koppelin ist Professorin für Gesundheitswissenschaften an der Jade Hochschule Wilhelmshaven Oldenburg Elsfleth. Sie hat Diplom-Sozialwissenschaften studiert und leitet seit vielen Jahren den Master Public Health an der Jade Hochschule am Studienort Oldenburg.

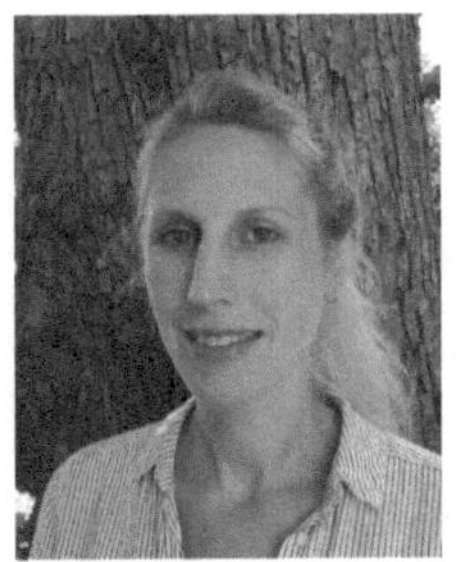

Dr. agr. Imke Aits (M.Sc.agr., M.Sc. PH) hat Agrarökologie und Public Health studiert. Sie lehrt und forscht als Gesundheitswissenschaftlerin an der Carl von Ossietzky Universität Oldenburg und ist zudem als Dozentin im Weiterbildungsmasterstudium Public Health der Jade Hochschule tätig.

Frauke Koppelin

Public Health

Ansätze, Theorien und Strukturen

unter Mitarbeit von Imke Aits

UVK Verlag · München

Umschlagabbildung: © Orbon Alija · iStockphoto
Autorinnenfoto Koppelin: © privat
Autorinnenfoto Aits: © privat

Bibliografische Information der Deutschen Nationalbibliothek
Die Deutsche Nationalbibliothek verzeichnet diese Publikation in der Deutschen Nationalbibliografie; detaillierte bibliografische Daten sind im Internet über http://dnb.dnb.de abrufbar.

DOI: https://doi.org/10.36198/9783838551197

Internet: www.narr.de
eMail: info@narr.de

Einbandgestaltung: siegel konzeption | gestaltung
CPI books GmbH, Leck

utb-Nr. 5119
ISBN 978-3-8252-5119-2 (Print)
ISBN 978-3-8385-5119-7 (ePDF)
ISBN 978-3-8463-5119-2 (ePub)

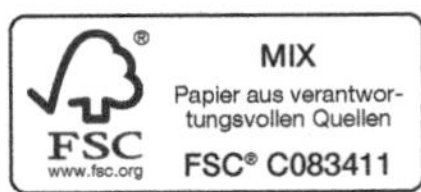

Inhalt

Vorwort

Als „*die Wissenschaft und die Praxis zur Verhinderung von Krankheiten, zur Verlängerung des Lebens und zur Förderung von physischer und psychischer Gesundheit unter Berücksichtigung einer gerechten Verteilung und einer effizienten Nutzung der vorhandenen Ressourcen*" (Winslow 1920) beschäftigt sich Public Health mit einer Vielzahl von Problemfeldern und Fragestellungen aus den Bereichen Demografie, Epidemiologie, Soziologie, Psychologie, Medizin, Gesundheitspolitik, Versorgungsforschung etc. In Anbetracht der zunehmenden Bedeutung von Pandemien, aber auch chronischen Erkrankungen und der sozialen Ungleichheit von Gesundheitschancen, wie auch der gesundheitlichen Folgen des Klimawandels, steht Public Health damit ganz wesentlichen gesellschaftlichen Herausforderungen gegenüber.

Das Ziel des Buches ist es einerseits, Studieninteressierten als auch Studierenden der Gesundheitswissenschaften, Pflegewissenschaften sowie angrenzender Studienfächer einen ersten orientierenden Einstieg in den Gegenstandbereich zu bieten und bei den Leser:innen Interesse für das Fach zu wecken. Dafür werden aktuelle Fragestellungen herangezogen, aus verschiedenen Blickwinkeln beleuchtet und hinsichtlich der Implikationen für das Gesundheitssystem und der Versorgung der Bevölkerung analysiert.

Anderseits sollen auch Wiedereinsteiger:innen, die z. B. einen (weiterbildenden) Master studieren wollen, durch das Buch ausgesprochen werden. Das Buch soll eine Auffrischung ihres Wissens und ihrer Kompetenzen ermöglichen und Anhaltspunkte für eine weiterführende Vertiefung geben.

Der Band soll auf einer ersten orientierenden Ebene das fachwissenschaftliche Rüstzeug bereitstellen, um den Anforderungen im Studium begegnen zu können.

Oldenburg, Oktober 2022
Frauke Koppelin

Danksagung

Ich möchte insbesondere Frau **Dr. Imke Aits** herzlichst für die hervorragende Unterstützung bei der Erstellung dieses Buches danken. Mein Dank gilt auch Frau **Dr. Cornelia Gerdau-Heitmann** und Frau **Dr. Sarah Mümken**, die bei der ersten Konzeption des Buches mitdiskutiert und Impulse für die Umsetzung gegeben haben.

Dem Bundesministerium für Bildung und Forschung (BMBF) gilt ferner mein Dank, da durch die Förderung des Verbundprojektes „Aufbau berufsbegleitender Studienangebote in den Pflege- und Gesundheitswissenschaften; PuG I+II“ (Teilvorhaben: Jade Hochschule; Förderkennzeichen: 16OH22034) es möglich wurde, die Konzeption dieses Lehrbuches in Form eines Studienheftes, gemeinsam mit Frau Dr. Aits, zu überprüfen.

Mein Dank gilt zudem den vielen Studierenden, die ich seit drei Jahrzehnten in der Lehre begleiten durfte. Die vielen positiven Rückmeldungen, die es während und nach den Lehrveranstaltungen gab, haben mich bestärkt, meinen Lehransatz in einem Lehrbuch zusammenzufassen. Zu guter Letzt möchte ich dem Verlag danken, dass ich die Gelegenheit hierfür bekommen habe. Rainer Berger gilt mein Dank für die intensive, kompetente und verlässliche Unterstützung als Lektor.

Hinweise zum Buch

Das Buch richtet sich an Studierende und Studieninteressierte der Gesundheits- und Pflegewissenschaften sowie angrenzender Studiengänge.

Hinweise für Dozent:innen

Das Lehrbuch eignet sich insbesondere für den Einsatz in den Studiengängen der Gesundheitsberufe, der Gesundheitswissenschaften und für die Lehre im Bereich der gesundheitswissenschaftlichen Grundlagenveranstaltungen in anderen Studiengängen, wie z. B. der Sozialen Arbeit.

Das Werk beruht auf meiner eigenen Lehrerfahrung, die ich im Laufe der langjährigen Lehrtätigkeit an Universitäten und Hochschulen sammeln konnte. Ein Kapitel umfasst, je nach Veranstaltungstyp, zwei bis vier Veranstaltungen (mit je 90 Minuten). Es lässt sich – je nach Zuschnitt – innerhalb eines Semesters durcharbeiten und eignet sich insbesondere für Einführungsveranstaltungen in den Gegenstandsbereich Public Health. Jedoch auch in Masterstudiengängen mit einer heterogenen Studierendenschaft lässt sich das Lehrbuch in Gänze oder auch nur mit einzelnen Kapiteln gut einsetzen.

Zu den einzelnen Kapiteln können in der seminaristischen Lehre in Einzel- und Kleingruppenarbeiten Aufgaben bearbeitet werden, die eine Vertiefung ermöglichen.

Zudem stellen die Selbstüberprüfungsfragen am Ende eines jeden Abschnittes eine probate Möglichkeit dar, offene Fragen zu Beginn der nächsten Veranstaltung aufzugreifen und für eine gezielte inhaltliche Wiederholungen zu nutzen.

Darüber hinaus finden Sie:

- Lernziele am Anfang eines jeden Kapitels,
- wertvolle Definitionen,
- Links und Quellen zur Vertiefung und für Arbeitsaufgaben,
- eine Zusammenfassung am Ende, die gut für den Abschluss einer Lehreinheit geeignet ist.

Hinweise für Studierende

- Eine Graubox zu Beginn jedes Kapitels gibt Ihnen einen schnellen Überblick zu den Inhalten.
- Merksätze sind in Grauboxen „Kurz gefasst“ formuliert.
- Definitionen finden Sie in Grauboxen der Kategorie „Gut zu wissen“.
- Mit einem Balken markierte Web- und Literaturtipps laden zum Weiterlesen ein.
- Zu allen Themen gibt es Selbstlernaufgaben. Sie finden sie am Ende der einzelnen Kapitel. Diese Aufgaben sollen Ihnen zum einen zeigen, ob Sie die Inhalte des Kapitels verstanden haben, und zum anderen Ihr Wissen vertiefen.
- Für jedes Kapitel gibt es über die Selbstlernaufgaben hinaus weitere Wissensaufgaben mit Lösungen, die Sie über diesen QR-Code abrufen können. Alternativ finden Sie die Materialien auch unter http://s.narr.digital/1pggp.

- Wichtige Begriffe sind gefettet. Ein Pfeil verweist Sie auf Begriffe im Glossar oder Buchkapitel, die für Sie ebenfalls interessant sein könnten.

1 Public Health – Entwicklung, Prinzipien, Strukturen

Überblick | In diesem Kapitel lernen Sie ...

- was der Unterschied zwischen der individualmedizinischen Versorgung und dem Bevölkerungsbezug ist, und können den Stellenwert des Public-Health-Ansatzes für die Verbesserung der Gesundheit der Bevölkerung einordnen,
- wie die historischen Entwicklungen aussahen, die zur Entwicklung von Public Health geführt haben, und wissen, welche Akteure und Themen heute eine Herausforderung darstellen.

1.1 Public Health – ein Blick auf die historische Entwicklung

Werfen wir einen Blick zurück und versetzen uns in das Leben im 19. und 20. Jahrhundert in Europa. Es ist der Beginn der **Industrialisierung** und somit auch der Verstädterung. Die damit einhergehenden Lebens- und Arbeitsbedingungen der Bürger:innen, der aufkommenden Arbeiterschaft, bergen neue, zu diesem Zeitpunkt unbekannte Gesundheitsgefahren. Fehlender Arbeits- und Gesundheitsschutz in den Fabriken, überlange Arbeitszeiten von bis zu 16 Stunden am Tag, Kinderarbeit, fehlende Entwässerung und mangelnde Abfallentsorgung in den Städten sowie beengte Wohnverhältnisse der nicht privilegierten Stadtbewohner:innen befördern Arbeitsunfälle, die Ausbreitung von **Seuchen** und **Infektionskrankheiten**. Was schätzen Sie, wie hoch war die → Lebenserwartung kurz vor der Jahrhundertwende in den Jahren 1870–1900?

Wenn Sie einen Blick auf die Website des Statistischen Bundesamts (www.destatis.de) werfen und nach der Entwicklung der Lebenserwartung in Deutschland suchen, werden Sie schnell fündig. Allein in den letzten 140 Jahren hat sich unsere **Lebenserwartung** in Deutschland verdoppelt. Lag sie 1871 bei unter 40 Jahren bei der Geburt, liegt sie 2018 bei um die 80 Jahre, wobei es für Männer und Frauen bis heute relevante Unterschiede gibt, worauf wir in Abschnitt 3.1 noch einmal genauer eingehen.

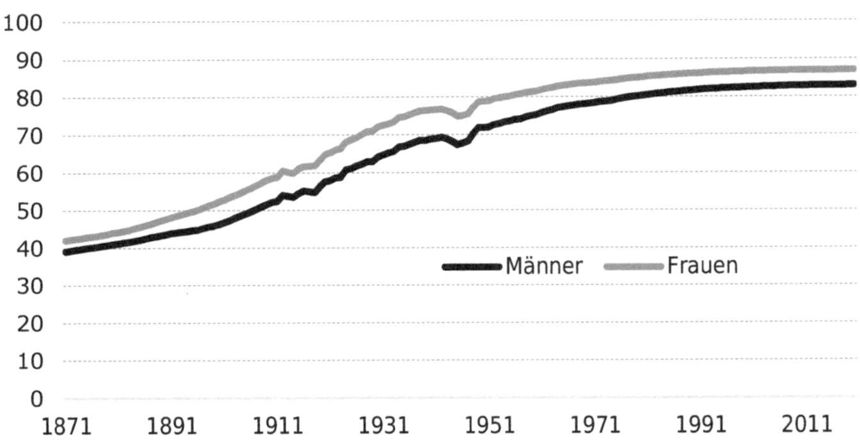

Abb. 1: Lebenserwartung von Männern und Frauen bei der Geburt in Deutschland im Zeitraum der Jahre 1871 bis 2020 (in Jahren) (Quelle: Statistisches Bundesamt 2022a)

Sie fragen sich zu Recht, was die Gründe für die → Frühsterblichkeit waren. Oder anders ausgedrückt: Was hat zu dem enormen Anstieg der → Lebenserwartung geführt? Ist es ein räumlich begrenztes Phänomen? Gibt es weltweit Unterschiede? Schon sind Sie mitten in einer für Public Health zentralen Diskussion.

Kurz gefasst | Populationsbezug von Public Health
Public Health betrachtet immer eine bestimmte Bevölkerungspopulation (Populationsbezug), wie z. B. die Bürger:innen in Deutschland. Hierin lassen sich Risiken für die Gesundheit bestimmter Bevölkerungsgruppen (Subgruppen) ermitteln und beschreiben, mit dem Ziel, mögliche Gesundheitsgefahren abzuwenden bzw. zu minimieren.

Bei der Ermittlung der Risiken bedienen sich die Public-Health-Expert:innen methodisch der → Epidemiologie, die ihre Geburtsstunde mit dem ersten Epidemiologen **John Snow** im Jahre 1854 in London hatte.

Webtipp [1] | Was hat John Snow entdeckt? Erkennen Sie den Public-Health-Ansatz? Informationen finden Sie z. B. auf YouTube unter: *http://s.narr.digital/tyrnf*

So wie John Snow als Public-Health-Pionier den **Krankheitserregern der Cholera** auf der Spur war, um der betroffenen Bevölkerungsgruppe zu helfen, finden wir in den folgenden Jahrzehnten weitere umweltbezogene (ökologische) Ansätze. Diese Ansätze, die einer Detektivarbeit gleichen, nahmen in den folgenden Jahrzehnten unterschiedliche Perspektiven mit auf (z. B. eine soziale), die wir bis heute unter dem Ansatz des → Old Public Health zusammenfassen (→ Kapitel 1.2).

Cholera ist bis heute, neben vielen anderen, eine gefürchtete Infektionserkrankung in den Schwellenländern und Ländern mit niedrigem Entwicklungsgrad. Überall dort, wo es an sauberem Wasser, Kanalisation und Hygienemaßnahmen fehlt, kann sich Cholera ungehindert ausbreiten und führt von Jahr zu Jahr zu → vermeidbaren Krankheits- und Todesfällen. Reisen wir in die betroffenen Länder, lassen wir uns impfen, um uns vor der Erkrankung zu schützen. Übertragbare Erkrankungen sind ein Grund für die große Spanne der → Lebenserwartung weltweit. Sie werden heute noch Länder finden, deren Bevölkerung aktuell eine ebenso geringe **Lebenserwartung** hat, wie die deutsche Bevölkerung in unserem Ausgangsjahr 1871. Diese Länder haben eines gemeinsam: Ihre Bevölkerung ist neben den oben genannten Faktoren in der Regel durch eine hohe Armutsquote geprägt und hat keinen oder nur einen sehr schlechten Zugang zum Gesundheits- und Bildungssystem. Zudem stellen übertragbare Erkrankungen eine ernste Bedrohung dar – häufig sind es sexuell übertragbare Erkrankungen wie z. B. HIV, aber eben auch die → Foodborne Diseases (**Lebensmittelinfektion**) und vom **Tier zum Menschen übertragene Krankheiten** (→ Zoonosen).

Gut zu wissen | Foodborne Diseases

„Over 200 diseases are caused by eating food contaminated with bacteria, viruses, parasites or chemical substances such as heavy metals. This growing public health problem causes considerable socioeconomic impact though strains on health-care systems lost productivity, and harming tourism and trade. These diseases contribute significantly to the global burden of disease and mortality.

Foodborne diseases are caused by contamination of food and occur at any stage of the food production, delivery and consumption chain. They can result from several forms of environmental contamination including pollution in water, soil or air, as well as unsafe food storage and processing.

Foodborne diseases encompass a wide range of illnesses from diarrhoea to cancers. Most present as gastrointestinal issues, though they can also produce neurological, gynaecological and immunological symptoms. Diseases causing diarrhoea are a major problem in all countries of the world, though the burden is carried disproportionately by low- and middle-income countries and by children under 5 years of age." (WHO 2022a)

Webtipp [2] | Weitere Informationen zu John Snow liefert die Website: *http://s.narr.digital/n7hnb*

Webtipp [3] | Zusätzliche Informationen zum Thema Lebensmittelsicherheit aus Sicht der Weltgesundheitsorganisation (WHO) finden Sie unter:
http://s.narr.digital/48szi

Webtipp [4] | In welchen Ländern Cholera 2015 aufgetreten ist, lässt sich anhand der folgenden WHO-Grafik nachvollziehen:
http://s.narr.digital/mlp3g

1.1.1 Bedeutsame Strategien

Mit der Entwicklung von Public Health ganz eng verbunden ist die Herausbildung der wissenschaftlichen Medizin des 19. Jahrhunderts. Die Suche nach Krankheitserregern einerseits und die Entwicklung von Impfstoffen andererseits hatten einen maßgeblichen Einfluss auf die Eindämmung von → Krankheitsepidemien wie z. B. Pocken, Tetanus, Tuberkulose, Kinderlähmung oder Masern.

Sind Sie noch gegen Pocken geimpft? Nicht? Dann gehören Sie schon zu der Generation, die in eine Welt geboren wurde, die frei vom Pockenvirus war (ab 1980). Eine unglaublich aufwendige, weltweit angelegte Impfstrategie, die sich über Jahrzehnte hinzog und seit 1967 durch die WHO vorgeschrieben wurde (Impfpflicht endet in Westdeutschland 1976), war hierfür notwendig. **Impfungen** verfolgen den Zweck, die Erkrankung zu verhindern. Sie stellen eine wichtige Public-Health-Maßnahme dar, die wir in → Kapitel 3.1 zur Prävention wieder aufgreifen werden.

Weitere Aspekte, neben den genannten, leisten einen Beitrag zur Steigerung unserer durchschnittlichen → Lebenserwartung in Deutschland. Wir haben eine **gute, flächendeckende Gesundheitsversorgung** und eine gesetzlich vorgeschriebene Krankenversicherung, Zugang zu sauberem Wasser, Kanalisationssysteme, Lebensmittelüberwachung, ein sicheres, gewaltfreies Leben außerhalb von gewalttätigen Auseinandersetzungen, Lohnfortzahlung im Krankheitsfall, Invaliditäts- und Altersabsicherung, einen umfangreichen Arbeitsschutz und vieles mehr, was diese positive Entwicklung unterstützt hat. Schlussendlich profitieren wir in den entwickelten Ländern und Industrienationen auch von dem medizinischen und medizin-technischen Fortschritt.

Webtipp [5] | Wie sieht die Lebenserwartung für die einzelnen Länder aus? Informationen finden Sie auf den Seiten der WHO: *http://s.narr.digital/qco6t*

1.1.2 Wichtige Vertreter:innen

Die Zeit, in der Public Health mit John Snow die ersten Schritte machte, ist auch die Zeit, in der die Medizin sich zu einer Wissenschaftsdisziplin entwickelte und die Suche nach den Ursachen und der Abwehr von Krankheiten intensiver und systematischer erfolgte.

1847 entdeckte **Ignaz Semmelweis** die Ursachen des Kindbettfiebers. Zur damaligen Zeit wurden die Geburten zunehmend in die Krankenhäuser verlegt. Semmelweis empfahl eine wichtige **Hygienestrategie**: die Händedesinfektion mit Chlorwasser. Leider sollte es noch viele Jahre dauern, bis sich diese Praxis in den Kliniken etabliert hatte. Bis dahin starben viele Wöchnerinnen an den Folgen der unzureichenden Hygiene.

Max Pettenkofer, Apotheker und Arzt, wurde im Jahr 1856 auf den ersten Lehrstuhl für **experimentelle Hygiene** in München berufen. Er hat mit seiner Publikation *Gegenstände der öffentlichen Gesundheitspflege* im Jahr 1871 bereits sehr weitreichende Public-Health-Strategien beschrieben, die bis heute als zentral angesehen werden (wie z. B. der → Setting-Ansatz oder die Lebensmittelsicherheit → Kapitel 3). Mit dem 1874 verabschiedeten Reichsimpfgesetz (Impfzwang gegen Pocken im ersten und zwölften Lebensjahr) sollten die Pocken bekämpft werden und Robert Koch entdeckte 1882 den Tuberkelbazillus, eine wichtige Grundlage für die Entwicklung eines Impfstoffes. Das nach ihm benannte **Robert Koch-Institut** ist heute im Übrigen eine dem Bundesministerium für Gesundheit nachgeordnete Behörde und mit der Krankheitsüberwachung und Prävention für Deutschland beauftragt (→ Kapitel 6.2.1).

Parallel entwickelte sich die → Soziale Hygiene, die → Soziale Medizin, die den Blick auf bestimmte Bevölkerungsgruppen lenkte und damit einen zusätzlichen wichtigen Meilenstein zur Weiterentwicklung von Public Health darstellt. Die Grundideen dazu lieferte bereits **Johann Peter Frank** (1745–1821) in seinem Werk *System einer vollständigen Medicinischen Polizey.* Frank wird als Begründer einer öffentlichen Hygiene und als Vordenker der **Sozialmedizin** und des öffentlichen Gesundheitsdienstes gesehen (Haag 2009). Die **öffentliche Gesundheitspflege** war im Kommen und **Salomon Neumann** (1819–1908), der erste Vertreter der heutigen Sozialmedizin, formulierte in seiner 1847 veröffentlichten Schrift *Die öffentliche Gesundheitspflege und das Eigenthum an die Öffentlichkeit* die Auffassung, dass die Medizin eine soziale Wissenschaft ist und „*dass Gesundheit und Krankheit von den sozialen und wirtschaftlichen Bedingungen abhingen, unter denen die Menschen leben. Diese Bedingungen müssten daher erforscht werden, weshalb eine umfassende medizinische Statistik notwendig wäre*" (Regneri 2011, S.18). **Rudolf Virchow** (1821–1902), ebenfalls in Berlin in der Zeit tätig und eng befreundet mit Salomon Neumann, war der gleichen Auffassung und gründete 1848 die Zeitschrift *Medicinische Reform*, um die Thesen einer sozialen Medizin zu verbreiten (ebenda). Neumann vertrat die Meinung, dass der Staat in der Pflicht sei, „*die Gesundheit seiner Bewohner zu sichern und zu schützen*" (ebenda, S. 18). Die Vertreter dieser Bewegung sahen die dramatische **Armutsentwicklung** der aufkommenden Arbeiterschaft und ihren Familien: Fiel eine Arbeitskraft durch Krankheit aus, wurde den Familien die Lebensgrundlage entzogen, da es keine Lohnfortzahlung im Krankheitsfall gab und Kosten für eine ärztliche Behandlung nicht aufzubringen waren.

Erst im Jahre 1883 wurde das Gesetz betr. die Krankenversicherung der Arbeiter verabschiedet, dicht gefolgt vom Gesetz betr. die Invaliditäts- und Altersversicherung im Jahre 1889. Diese Gesetzesreformen sind im Zuge der **Sozialversicherungspolitik des** Deutschen Reiches unter **Bismarck** entstanden, in der Arbeiterversicherung und Armenpolitik in den Fokus staatlicher Sozialpolitik rückten (dazu mehr in → Kapitel 6).

In dieser Zeit etablierten sich auch Gesundheitspflegevereine und die Vertreterinnen der ersten deutschen Frauenbewegung wie **Helene Lange**, **Louise Otto-Peters** und **Clara Zetkin** machten auf die Situation der Arbeiterinnen aufmerksam und schufen mit ihren Bildungsangeboten, Suppenküchen und ihrem Kampf um die **Gleichberechtigung der Frau** (z. B. Zugang zur Bildung, Wahlrecht) eine wichtige Plattform für den Abbau der

Diskriminierung qua Geschlecht. Sie sorgten demzufolge ebenfalls für mehr Wissen z. B. hinsichtlich Hygiene und Gesundheit.

Literaturtipps

Sigrid Stöckel; Ulla Walter (Hrsg.) (2002): Prävention im 20. Jahrhundert. Historische Grundlagen und aktuelle Entwicklungen in Deutschland. Grundlagentexte Gesundheitswissenschaften. Weinheim, München: Juventa.

Gerhard Baader (o. J.): Von der sozialen Medizin über die Rassenhygiene zur Sozialmedizin (BRD)/Sozialhygiene (DDR). Abrufbar unter: http://www.100-jahre-sozialmedizin.de/CD_DGSMP/PdfFiles/Texte/G_B.pdf (Abrufdatum: 31.08.2022).

1.2 Old and New Public Health

Old Public Health kennzeichnet die Zeit vor 1988. Zwei Jahre zuvor wurde von der WHO eine Konferenz in Ottawa (Kanada) durchgeführt, auf der die sogenannte → Ottawa-Charta 1986 verabschiedet wurde. Dies war die Geburtsstunde der → Gesundheitsförderung und damit eine klare Erweiterung der bisherigen Ansätze der Prävention, an denen sich → Old Public Health insbesondere orientierte. Der **Old-Public-Health-Ansatz** konzentrierte sich in erster Linie auf epidemiologische Verfahren und fokussierte auf klassische Ansätze der Hygiene (wie der Umwelthygiene). Ein Schwerpunkt war der **biomedizinische Umweltbezug** (Schwartz & Walter 1996). Die Aufmerksamkeit galt besonders vulnerablen Bevölkerungsgruppen, die auch sehr klein sein konnten. Bestimmte Fragestellungen aus der (alten) Sozialhygiene und den sich entwickelnden Disziplinen wie der Soziologie und Psychologie wurden unter dem Vorrang der → Epidemiologie einbezogen. Die → Prävention hatte unter dieser Ausrichtung einen hohen Stellenwert.

Ulla Walter und Friedrich-Wilhelm Schwarz haben 1986 die **New-Public-Health- Entwicklung** in den Zusammenhang einer „*kritischen Neubestimmung*“ des alten Ansatzes gestellt (ebenda, S. 4). Anders als im Old-Public-Health-Ansatz wird die Aufmerksamkeit nun auf die **gesamte Gesundheitsversorgung** gelegt. Prävention, → Kuration (die Behandlung mit dem Ziel der Wiederherstellung der Gesundheit) und → Rehabilitation werden durch ein neues, weitgefasstes Konzept der Gesundheitsförderung im Sinne der Ottawa-Charta ergänzt. Neben den bereits beteiligten Disziplinen wurden z. B. die Ökonomie, die Politik, die Gesundheitssystemforschung und Fragen des (Gesundheits-)Managements einbezogen (ebenda).

In Deutschland erfolgte die Public-Health-Etablierung in ihrer heutigen Form erst seit Ende der 1980er- bzw. in den 1990er-Jahren. Die Zeit des **Nationalsozialismus** mit der Vorstellung einer anderen Hygiene, der „*Rassenhygiene*", führte nicht nur zu einer ganz anderen Vorstellung von „*Volksgesundheit*". Es hatte auch zur Folge, dass viele wichtige Vertreter:innen des Old Public Health das Land verlassen mussten. Dies war ein weiterer Grund, warum nicht nahtlos an die Tradition angeknüpft werden konnte. Erst durch die Herausforderungen des → demografischen Wandels Ende 1980, der zunehmenden Anforderungen an eine sektorenübergreifend angemessene Gesundheitsversorgung und der Etablierung der → New Public Health wurden Schritte zur Stärkung und **Neubestimmung in Deutschland** unternommen. Die ersten Studiengänge wurden eingerichtet und Wissenschaftlerinnen und Wissenschaftler, die bis dato in England oder den USA an den renommierten Schools of Public Health einen postgradualen Abschluss gemacht hatten, konnten nun in Deutschland ausgebildet werden. Zeitgleich wurde durch ein großes Gesundheitsforschungsprogramm der Bundesregierung die Entwicklung einer Infrastruktur an den Universitäten gefördert, die eine nachhaltige **Etablierung der Public-Health-Forschung** in Deutschland sicherstellen sollte. Ausbildung und Forschung wurden an einigen Universitäten gebündelt und führten zu hohen Synergieeffekten.

Unterschiedliche Definitionen existieren für Public Health. Allen gemeinsam ist der Fokus auf den Bevölkerungs- bzw. **Populationsbezug** und das Ziel, mit diesem Ansatz für die Gesundheit schädliche Entwicklungen in der Bevölkerung bzw. in Teilpopulationen früh erkennen und mit geeigneten Maßnahmen zur Verhinderung einleiten zu können (→ Kapitel 1.2.1).

Gut zu wissen | Bedeutung von Public Health

Laut Schwartz & Walter umfasst Public Health „*alle analytischen und organisierten Anstrengungen, die sich auf die Erkennung von Gesundheitsproblemen in der Bevölkerung, ihrer Verbesserung oder ihrer Vermeidung befassen. Public Health bezieht sich auf Populationen und organisierte System der Gesundheitsförderung (Prävention), der Krankheitsbekämpfung, der Rehabilitation und der Pflege. Die gewählten Mittel sollen dabei angemessen, wirksam und ökonomisch vertretbar sein. Public Health hat sich dem Ziel verpflichtet, die Gesundheitsverbesserungen durch bedarfs-, bedürfnis-, ressourcen- und sozialadäquate Anstrengungen im jeweiligen kulturellen und gesellschaftlichen Kontext zu erreichen*" (Schwartz & Walter 1996, S. 2–3). Die Deutsche Gesellschaft für Public Health (DGPH) bezieht sich in der von ihr veröffentlichten Version auf Charles-Edward Amory Winslow (1877–1957), der 1920 eine erste Definition lieferte: „*Public Health ist die Wissenschaft und die Praxis zur Verhinderung von Krankheiten, zur Verlängerung des Lebens und zur Förderung von physischer und psychischer Gesundheit unter Berücksichtigung einer gerechten Verteilung und einer effizienten Nutzung der vorhandenen Ressourcen*" (DGPH 2022 modifiziert nach Winslow 1920).

Webtipp [6] | Eine andere Möglichkeit, sich Public Health anzunähern, vermittelt das Video der Public Health Wessex Training Group: *http://s.narr.digital/u2ozy*

1.2.1 Grundprinzipien und Fragestellungen

Vielleicht haben Sie sich bereits mehrfach die Frage gestellt, warum der englische Begriff in diesem wie auch anderen deutschen Lehrbüchern und Skripten Verwendung findet und nicht einfach die deutsche Übersetzung. Aber was wäre die adäquate Übersetzung? „*Gesundheitswesen*", „*Öffentliche Gesundheit*", „*Volksgesundheit*" oder gar „*Öffentliche Gesundheitspflege*", der Begriff den Max Pettenkofer ja schon vor über 160 Jahren verwendet hat? Die Begriffe sind in der Regel mit anderen Bedeutungen besetzt oder sie suggerieren eine zu große Nähe zu dem Öffentlichen Gesundheitsdienst, was zu eng gefasst wäre, denn der ÖGD stellt eine von vielen Public-Health-Strukturen dar. Gründe genug, warum sie sich weniger durchgesetzt haben. Es ist wie so häufig mit bestimmten Begriffen, die sich schwer vom Englischen ins Deutsche übersetzen lassen, weil wir die Wörter mit der passenden Bedeutung dafür in unserer Sprache nicht haben.

In Deutschland hat sich mit dem Aufkommen der ersten Public-Health-Studiengänge an den Universitäten ab 1989 ein ganz anderes Label etabliert: die **Gesundheitswissenschaften**. Folgt man der Einschätzung von Waller, dann sind die Gesundheitswissenschaften zu verstehen als eine Summation der jeweiligen wissenschaftlichen Disziplinen, die sich mit dem Themenfeld Gesundheit aus unterschiedlichen Perspektiven beschäftigen: „*Werden diese* *um weitere Disziplinen – wie z. B. die Sozialmedizin und die Umweltmedizin – gezielt auf die Verbesserung der Gesundheit und der Gesundheitsversorgung der Bevölkerung angewandt, dann sprechen wir von Public Health*" (Waller 2006, S. 7).

Damit bringt Waller zum Ausdruck, was Public Health ausmacht:

1. **Der Bevölkerungsbezug**: Die gesamte Bevölkerung oder darin definierte Gruppen, wie z. B. Kinder und Jugendliche, Frauen, Ältere, ausgewählte Berufsgruppen, Wohnungslose, psychisch Kranke, sind Gegenstand.
2. **Die epidemiologischen Forschungen**: Krankheitshäufungen und -verteilungen, Aussagen über bestimmte gesundheitliche Störungen oder Risiken für die Gesundheit unterstützen die Analyse der (mit-)verursachenden Faktoren (z. B. soziale Risiken) (siehe hierzu auch Snows Studie).
3. **Der Systembezug**: Strukturen gesundheitlicher Versorgung stehen im Zentrum der Analysen. Betrachtet werden auch die vielfältigen Wechselwirkungen der Versorgungsstrukturen. Leitend ist die Frage: Werden Versorgungsstrukturen, -einrichtungen, -leistungen im Hinblick auf die Bedürfnisse der Zielgruppen, den bestehenden Bedarf der Bevölkerung und ihre Wirksamkeit angemessen etabliert und mit dem Fokus der gerechten Verteilung von Lasten und Nutzen implementiert? Ökonomische Aspekte werden in Abhängigkeit zur Knappheit von Mitteln bedeutungsvoll.
4. **Die Transferorientierung**: Die Forschungsergebnisse und Analysen bieten die Grundlage für gezielte Maßnahmen der → Gesundheitsförderung, → Prävention und Krankheitsbekämpfung, aber auch für die Planung und Einrichtung adäquater Versorgungsstrukturen (Schwartz & Walter 1996).

Diese **Grundprinzipien** finden sich auch in den Definitionen im vorangegangenen Abschnitt wieder.

Für Schwartz stehen zwei wichtige gesundheitspolitische Fragen mit Beginn des 21. Jahrhunderts im Vordergrund: „*Wie lassen sich weitere Verbesserungen der Gesundheit erreichen bzw. der aktuelle Status vor dem Horizont neuer Gefahren (Umwelt, Infektionen, soziale Ungleichheit und Destruktion u. a.) sichern? Wie lässt sich eine verbesserte Effizienz im Gebrauch der gesundheitlichen Ressourcen einschließlich der Reduzierung eskalierender Kosten bei Bewahrung angemessener Chancen im Zugang zum Gut Gesundheit erreichen?*" (Schwartz 2012, S. 4)

Mit diesen Fragen knüpft er an die Tradition der ersten Public-Health-Akteure an und stellt Gesundheit nicht allein als privaten Wert, sondern als **öffentliche Aufgabe** dar. Für die Beantwortung, das leuchtet schnell ein, benötigen wir viele Disziplinen, die sich gemeinsam den Public-Health-Herausforderungen stellen.

Kurz gefasst | Grundprinzipien von Public Health
Public Health ist multidisziplinär ausgerichtet und stark transferorientiert.

1.2.2 Multidisziplinarität - miteinander für die Gesundheit der Bevölkerung

In dem Abschnitt zu → New und Old Public Health wurde bereits auf verschiedene Disziplinen eingegangen, die wir heute unter dem Public-Health-Dach finden. Gehen Sie noch mal zurück zu den **Definitionen** und überlegen Sie, welche Disziplinen einbezogen werden sollten, um die Ziele zu erreichen.

In der Tat, es ist ein sehr bunter Strauß an Disziplinen, die auf den ersten Blick einzeln betrachtet nicht viel miteinander verbindet. Das Public-Health-Dach schafft jedoch eine gemeinsame Orientierung, Wissensbasis und Perspektive. Dies bildet sich auch in den **postgradualen Angeboten** bzw. Masterstudiengängen ab, in denen neben Absolvierenden aus der Medizin auch jene der Soziologie, Pädagogik, Ökonomie, Biologie, den Gesundheitsfachberufen, der Pflegewissenschaft, der Politik, der Psychologie, der Pharmakologie und weiterer Disziplinen zusammenkommen. Sie haben am Ende des Studiums gelernt, ihre disziplinäre Orientierung um eine gemeinsame Public-Health-Perspektive zu erweitern (Multidisziplinarität). In den **Bachelorangeboten** wird diese multidisziplinäre Ausrichtung in aller Regel curricular verankert. Dies ist zwingend notwendig, um das weite Aufgabenspektrum adäquat bearbeiten zu können. Die Forschungsgebiete und Anwendungsbereiche sind ebenso vielseitig.

Die → Epidemiologie ist, das haben Sie schon kennengelernt, von Anfang an dabei. Beschrieben werden sowohl die → Morbidität und → Mortalität bestimmter Bevölkerungsteile oder sozialer Gruppen sowie deren Einflussgrößen (Determinanten). Die **Epidemiologie** beschäftigt sich auch mit Interventionen und untersucht soziale wie medizinische Einflüsse (wie z. B. bei der abgeschlossenen *Deutschen Herz-Kreislauf-Präventionsstudie* oder der aktuell laufenden größten deutschen *NAKO Gesundheitsstudie*).

Die **(Bio-)Statistik, Informatik, qualitative und quantitative Sozialforschung** bieten ein wichtiges methodisches Inventar, mit dem weitere Forschungserkenntnisse gewonnen werden. In letzter Zeit werden

Methoden der qualitativen und quantitativen Forschung immer häufiger miteinander kombiniert. Einblicke in die Einflussgrößen von Gesundheit und Krankheit liefern die **Sozialwissenschaften** (einschließlich der Medizinischen Soziologie und Medizinischen Psychologie), die Genetik, die Umweltmedizin, die Gerontologie und Demografie. Forschung aus dem Bereich der (Sozial-)Politikwissenschaften untersucht u. a. die politische Wahrnehmung auf das Krankheits- und Gesundheitsgeschehen (z. B. das Pflegegesetz). Die Versorgungsforschung, die Pflegewissenschaft und die Rehabilitationswissenschaften geben Einblicke in versorgungsbezogene Fragen, Strukturen und Systeme. Hingegen nehmen die **Sozialmedizin** und **Klinische Epidemiologie** eine krankheitsbezogene Sichtweise ein. Die zunehmend wichtigen Fragen der Kostenentwicklung, der Qualität und der Wirtschaftlichkeit werden durch Akteure der **Gesundheitsökonomie**, des Gesundheitsmanagements sowie der Qualitäts- und Evaluationsforschung bearbeitet. Mit der Entwicklung digitaler Gesundheitstechnologien werden zudem Anknüpfungspunkte für die → Prävention und → Gesundheitsförderung geschaffen, z. B. im Bereich **Digital Public Health**. Die Gesundheitssystemforschung verbindet wesentliche Ansätze der oben genannten Disziplinen miteinander. „*Denken in Zusammenhängen*" steht hier im Vordergrund (Schwartz 1998, S. 4 und 2012, S. 5).

Literaturtipp

Die Anwendungs- und Forschungsgebiete von Public Health werden detailliert beschrieben in:

Schwartz, F.-W. (1998): *Das Public Health Buch. Gesundheit und Gesundheitswesen.* (Hrsg. F. W. Schwartz, B. Badura, R. Leidl, H. Raspe, J. Siegrist). München, Wien, Balitmore: Urban & Schwarzenberg (neueste Aufl. in 2012).

1.2.3 Stellenwert für die Gesundheitsversorgung der Bevölkerung von heute

Knüpfen wir an den ersten Abschnitt des Kapitels an und fragen uns nun, welche konkreten Herausforderungen sich für die Gesundheit der Bevölkerung im Einzelnen bzw. aus einer **globalen Perspektive** heraus ergeben. Die Voraussetzungen für ein gesundes, langes Leben sind sehr ungleich verteilt. Dies drückt sich in der bereits benannten, unterschiedlichen

→ Lebenserwartung aus, die in der folgenden Grafik der WHO sehr deutlich für die Kontinente sichtbar wird.

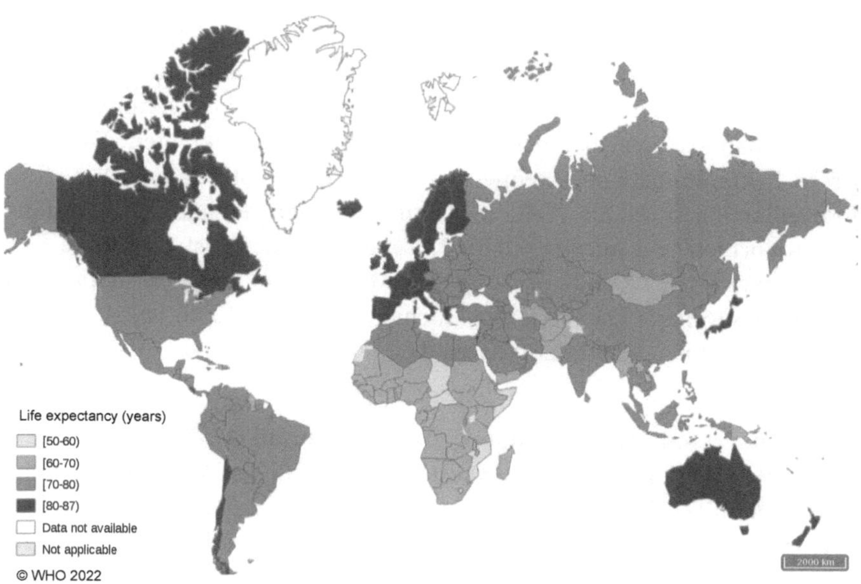

Abb. 2: Lebenserwartung ab der Geburt, beide Geschlechter, 2020 (Quelle: WHO 2022b)

Selbst innerhalb Europas bestehen Unterschiede, die Sie auf einer Ost-West-Achse gut ausmachen können. Die Regierungen Europas und deren Public-Health-Akteure stehen jedoch vor gänzlich anderen Herausforderungen als z. B. die Staaten in Afrika. Die benannten strukturellen Unterschiede der Lebens- und Arbeitsbedingungen sowie Umweltfaktoren führen zu Unterschieden in der → Krankheitslast der Regionen.

Die Erkrankungen, die zum vorzeitigen Tod oder dem Verlust an gesunden Lebensjahren führen, sind für die **Industrienationen** vollkommen andere als für die **Schwellen- und Entwicklungsländer**. Dies zeigt sich auch anhand der → gesunden Lebenserwartung der Bevölkerung, also der Jahre, die eine Bevölkerung eines Landes frei von Krankheit (HALE = Healthy Life Expectancy) verbringt. In den Entwicklungsländern lag 2022 die gesunde Lebenserwartung bei unter 50 Jahren, während sie in Kanada, den Ländern Europas, Japan, Australien und Neuseeland bei 70–75 Jahren lag (WHO 2022c).

So stehen die Länder mit hohem Entwicklungsbedarf vor der enormen Herausforderung, in Public-Health-Aktivitäten zu investieren, welche die Lebenserwartung anheben und den Anteil gesunder Lebensjahre steigern.

Wie sieht die **Krankheitslast** nun im Detail aus? Welche Krankheiten stecken dahinter? In Europa ist eine relativ überschaubare Anzahl an Krankheiten für einen großen Anteil der Krankheitslast verantwortlich. Hierbei handelt es sich um nicht übertragbare Erkrankungen: Diabetes, Krebs, Erkrankungen der Atemwege und psychische Störungen. Diese fünf Erkrankungen sind laut WHO (o. J.) für 86 % der geschätzten Todesfälle verantwortlich und machen allein 77% der Krankheitslast in Europa aus. Verletzungen (13 %) und *„übertragbare, Mütter betreffende, perinatale und ernährungsbedingte Erkrankungen“* (Schwartz et al. 2013, S. 23) stellen die anderen Gruppen der Krankheitslast dar.

Gut zu wissen | Krankheitslast (DALYs) gemäß der WHO
„Die Belastung einer Bevölkerung durch Krankheiten lässt sich in um Behinderungen bereinigte Lebensjahre (DALY – disability-adjusted life-years) ausdrücken. Danach entspricht 1 DALY dem Verlust eines gesunden Lebensjahres. Die Messgröße DALY bedeutet also die Summe der durch vorzeitige Sterblichkeit (YLL – years of life lost) und durch Behinderung verlorenen Lebensjahre (YLD – years lost to disability).“ (WHO 2008)

Die oben genannten Krankheiten betreffen nicht nur die Länder der Ersten Welt. Sie verbreiten sich wie eine Epidemie auf der ganzen Welt, sodass auch die Bevölkerung der Entwicklungs- und Schwellenländer darunter leidet. Diese haben jedoch noch weniger Möglichkeiten für eine gezielte Prävention und Früherkennung als die entwickelten Länder.

Die unterschiedlichen **Todesursachen** verdeutlichen die Notwendigkeit einer länderspezifischen Betrachtung (WHO 1998):

- Die Krebstodesfälle stiegen von 1985 bis 1997 in den Entwicklungsländern von 6 % auf 9 %, in den entwickelten Ländern ist kein Unterschied zu verzeichnen (21 %).
- Infektiöse und parasitäre Erkrankungen gingen von 5 % auf 1 % in den entwickelten Ländern und in den Entwicklungsländern von 45 % auf 43 % zurück.

- Müttersterblichkeit: Auf 100.000 Lebendgeburten entfallen 13 Todesfälle in den entwickelten Marktwirtschaften und 1.050 in den Entwicklungsländern, d. h., auf je 100 lebend geborene Babys stirbt eine Frau.

Die folgenden Abbildungen (→ Abb. 3 und 4) unterstreichen die Unterschiede bei den Haupttodesursachen sehr deutlich.

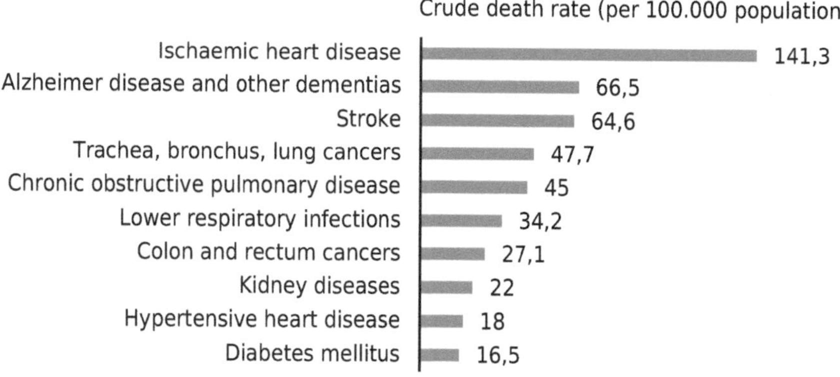

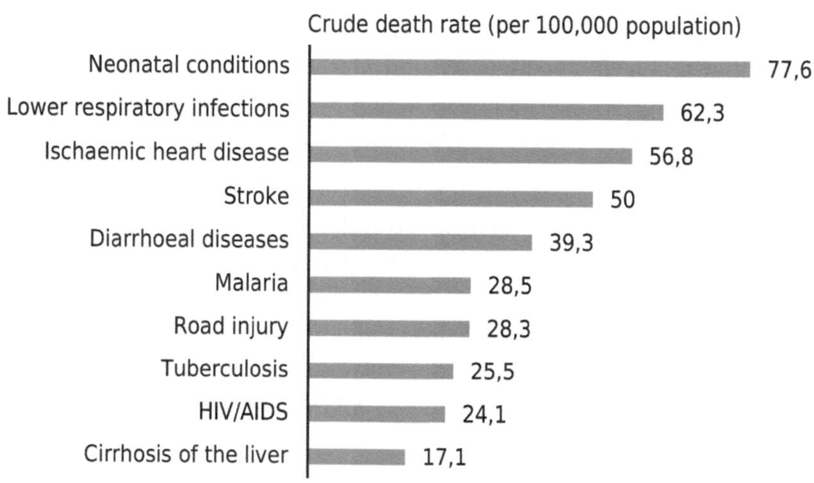

Abb. 3, Abb. 4: Haupttodesursachen in wirtschaftlich einkommensstarken und einkommensschwachen Ländern (Quelle: WHO 2022d)

Ein wesentlicher Faktor für alle Länder ist aber die Bekämpfung von Armut und die Förderung von Chancengleichheit. Bildung ist ein Schlüssel zu mehr Gesundheit und die Ungleichheitsforschung der letzten Jahrzehnte hat erschreckende Ergebnisse über den Zusammenhang von Armut und Gesundheit zutage gefördert. **Sir Michael Marmot** hat in diesem Zusammenhang 2004 den Bericht *The Solid Facts* für die WHO veröffentlicht. Der Bericht befasst sich intensiv mit den **sozialen Determinanten** der Gesundheit und stellt die zehn bedeutsamsten sozialen Gesundheitsdeterminanten Europas heraus:

1. das soziale Gefälle,
2. Stress,
3. frühe Kindheit,
4. soziale Ausgrenzung,
5. Arbeit,
6. Arbeitslosigkeit,
7. soziale Unterstützung,
8. Sucht,
9. Lebensmittel,
10. Verkehr.

Die Probleme der **Ungleichheit** und der sozialen Determinanten von Gesundheit, inklusive des Geschlechts, sind schlussendlich eine der großen Public-Health-Herausforderungen weltweit. Besonders benachteiligte Bevölkerungsgruppen sind weniger gesund, sterben früher und profitieren in der Regel am wenigsten von einer Gesundheitsversorgung, da sie nur schwer erreicht werden. Diese Aspekte werden in → Kapitel 4 vertieft.

Kurz gefasst | Soziale Determinanten der Gesundheit
„*Social determinants of health are the conditions in which people are born, grow up, live, work and age. These conditions influence a person's opportunity to be healthy, his/her risk of illness and life expectancy. Social inequities in health – the unfair and avoidable differences in health status across groups in society – are those that result from the uneven distribution of social determinants.*“ (WHO 2022e)

Webtipp [7] | WHO (2004): Soziale Determinanten von Gesundheit: die Fakten (2. Ausgabe. Redaktion Richard Wilkinson und Michael Marmot):
http://s.narr.digital/srchm

Webtipp [8] | Umfangreiches Videomaterial zum Thema soziale Determinanten für die Gesundheit steht auch auf YouTube zur Verfügung. Hier können Sie z. B. Sir Michael Marmot bei Vorträgen lauschen:
http://s.narr.digital/3g4ww

Webtipp [9] | Auf YouTube können Sie auch die Sicht der WHO zu sozialen Determinanten kennenlernen:
http://s.narr.digital/pl74t

Webtipp [10] | Sehen Sie hierzu den anschaulichen Film der WHO, der die unterschiedlichen staatlichen Bemühungen im Kontext der jeweiligen Herausforderungen darstellt: *The many paths towards universal health*, abrufbar unter:
http://s.narr.digital/ivla5

1.2.4 Global Public Health

Im Anschluss an den letzten Abschnitt, der die weltweiten Unterschiede in der Gesundheit der Bevölkerung betont hat, wollen wir eine globale Public Health Perspektive einnehmen.

In Zeiten der **Globalisierung**, in denen wir durch ein globales Wirtschaftshandeln, Zusammenwachsen der Länder in Wirtschaftseinheiten und eine erhöhte Mobilität der Bevölkerung zusammenwachsen, verwischen auch lokale Grenzen. Dies hat zur Folge, dass primär lokale Gesundheitsgefahren einer Region (z. B. übertragbare Erkrankungen, die durch das Corona- oder EBOLA-Virus ausgelöst werden) quasi mit dem Flugzeug oder dem Schiff in andere Regionen reisen, wo sie bisher keine Bedrohung für die Bevölkerung dargestellt haben. Die Länder gehen sehr unterschiedlich mit diesen globalen Gesundheitsrisiken um. **Global Public Health** adressiert auch die Gefahren nicht übertagbarer Erkrankungen und globaler Gesundheitsgefahren, z. B. durch die Klimaveränderung.

Gut zu wissen | Globales Public Health
„Globales Public Health ist die gemeinsame Anstrengung der Weltgemeinschaft, durch systematisches, auf die gesamte Bevölkerung und ihrer Untergruppen gerichtetes Vorgehen die globale, durch die Liberalisierung und Globalisierung der Weltgemeinschaft geförderte Verbreitung gesundheitswidriger Faktoren zu verhindern und die Gesundheit zu fördern" (Abelin 2012, S. 13).

Webtipp [11] | Den informativen Film *What is global health?* finden Sie unter:
http://s.narr.digital/5z6dz

1.3 Public Health – Organisationen und Strukturen

Die Vereinten Nationen, mittlerweile gut 70 Jahre alt, wachen weltweit u.a. über die Einhaltung der **Menschenrechte**. In Artikel 13 (b) der Verfassung (1945) wird explizit auf die internationale Zusammenarbeit der Mitgliedsstaaten auf *„den Gebieten der Wirtschaft, des Sozialwesens, der Kultur, der Erziehung und der Gesundheit"* verwiesen. Diese gilt es zu *„fördern und zur Verwirklichung der Menschenrechte und Grundfreiheiten für alle ohne Unterschied der Rasse, des Geschlechts, der Sprache oder Religion beizutragen"* (UNRIC 1973, S. 5)

In der allgemeinen Resolution der Generalversammlung vom 10.12.1948, die → Allgemeine Erklärung der Menschenrechte, heißt es in Artikel 25 (1): *„Jeder hat das Recht auf einen Lebensstandard, der seine und seiner Familie Gesundheit und Wohl gewährleistet, einschließlich Nahrung, Kleidung, Wohnung, ärztliche Versorgung und notwendige soziale Leistungen, sowie das Recht auf Sicherheit im Falle von Arbeitslosigkeit, Krankheit, Invalidität oder Verwitwung, im Alter sowie bei anderweitigem Verlust seiner Unterhaltsmittel durch unverschuldete Umstände"* (Vereinte Nationen 1948, S. 5).

Damit Gesundheit als eines der wichtigsten Menschenrechte auch weltweit umgesetzt wird, wurde am 7. April 1947 die UN-Institution **Weltgesundheitsorganisation (WHO)** beauftragt, dies auf dem Gebiet ihrer Mitgliedsstaaten zu erreichen. In Erinnerung an diesen Gründungstag ist der

7. April seither der Weltgesundheitstag. Im Jahr 2017 stand z. B. das Thema Depression im Fokus des Tages, im Jahre 2020 war es das Thema Pflegende und Hebammen.

Gut zu wissen | Gesundheit gemäß der Konstitution der WHO
„*Health is a state of complete physical, mental and social well-being and not merely the absence of disease or infirmity. The enjoyment of the highest attainable standard of health is one of the fundamental rights of every human being without distinction of race, religion, political belief, economic or social condition. The health of all peoples is fundamental to the attainment of peace and security and is dependent upon the fullest co-operation of individuals and States*“ (WHO 1948, S. 5).

Die WHO hat das Ziel, eine bessere und gesündere Zukunft für die Menschen in der ganzen Welt zu schaffen. Gemeinsam mit ihren 150 Mitgliedstaaten arbeitet sie an der Umsetzung.

Verschiedene Regionalbüros sorgen für eine gute Präsenz in den Regionen. Der Sitz des WHO-Regionalbüros für Europa ist in Kopenhagen. Dieses Regionalbüro hat im Jahre 2012 auf Malta einen Europäischen Aktionsplan vorgelegt, mit dem Ziel einer Stärkung der Kapazitäten und Dienste des öffentlichen Gesundheitswesens (WHO 2012). Zehn **Public-Health-Kernfunktionen** wurden vorgeschlagen, die sogenannten 10 Essential Public Health Operations (EPHO), und veröffentlicht. Die EPHOs sind in drei zentrale Funktionsbereiche aufgeteilt:

1. Wissensgenerierung und Aufklärung (EPHO 1–2)
2. Zentrale Dienstleistungen und an der öffentlichen Gesundheit (EPHO 3–5)
3. Befähigende Funktionen (6–10) (Wildner 2017)

Siehe hierzu auch die folgende Übersicht (→ Abb. 5).

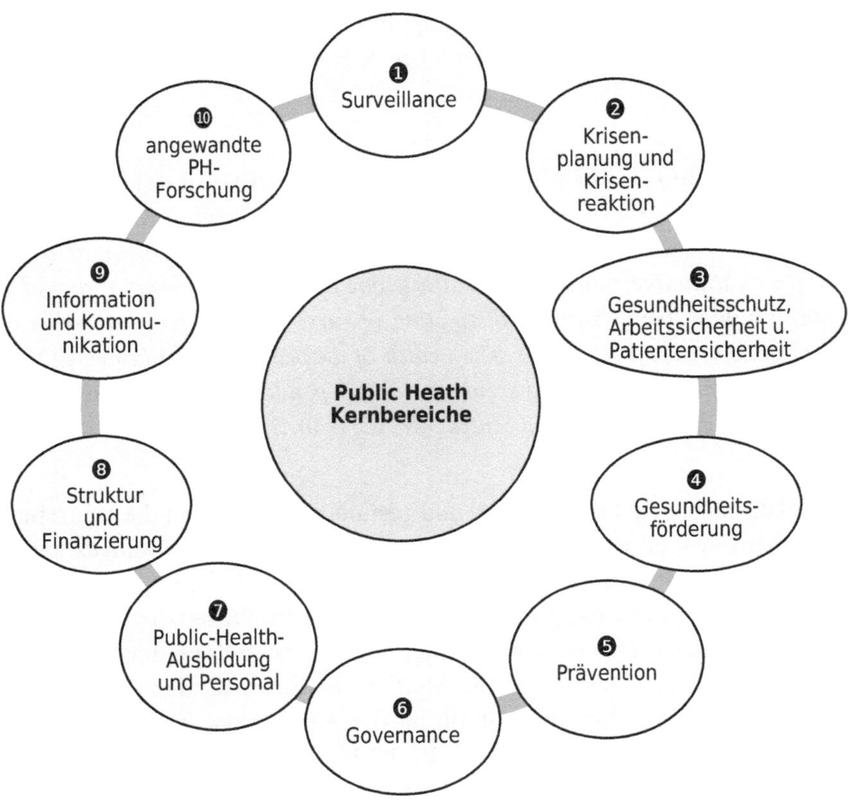

Abb. 5: Kernbereiche von Public Health (Quelle: in Anlehnung an Zukunftsforum Public Health 2020)

Überregional als auch in den Regionen werden die wichtigsten Gesundheitsthemen und Problemlagen in Konferenzen bearbeitet und die relevanten Umsetzungspunkte in einer Vielzahl von Erklärungen veröffentlicht. Die Mitgliedsstaaten sind durch ihre Politiken aufgefordert, die darin enthaltenen Ziele umzusetzen. Gleichzeitig berichtet die WHO regelmäßig durch die weltweite **Gesundheitsberichterstattung** (Weltgesundheitsbericht) über wichtige gesundheitliche Entwicklungen sowie Gesundheitsgefahren und gibt im Falle von Epidemien oder → Pandemien Empfehlungen und Unterstützung zur Eingrenzung. In den Jahren 2014–2016 war dies anhand des Ausbruchs des Ebola-Virus in Westafrika zu verfolgen. Im März 2020 hat die WHO den COVID-19-Ausbruch zur → Pandemie erklärt. Dies war ein Ereignis von globalem Ausmaß, das auch für Europa folgenschwere Auswirkungen hatte und hat sowie zur Bekämpfung der Pandemie in vielen Ländern einen „*Lock Down*" als Mittel der Wahl nach sich zog, um eine exponentielle Ausbreitung einzugrenzen.

Weitere Nichtregierungsorganisationen (NGOs) unterstützen die Arbeit der WHO, z. B. Ärzte ohne Grenzen.

Kurz gefasst | WHO
Die WHO ist die übergeordnete Public-Health-Organisation, die weltweit agiert.

Schauen wir auf die wichtigen Organisationen in Deutschland – wobei an dieser Stelle hervorgehoben werden muss, dass viele Bereiche, wie z. B. der Arbeitsschutz, durch die Europäische Union mit Rahmenrichtlinien zur Umsetzung an die Mitgliedsländer weitergleitet werden –, so spannt sich ein sehr weites Netz an Verantwortlichkeiten auf der Ebene des Bundes, der Länder und der Kommunen auf. Die folgende tabellarische Übersicht (→ Abb. 6) zeigt die Vielfalt allein für das Beispiel der Prävention.

	Staatliche Institutionen	Halbstaatliche Institutionen	Nichtstaatliche Institutionen
Bund	Bundesministerium für Gesundheit • Bundesinstitute wie das RKI usw. • Bundeszentrale für gesundheitliche Aufklärung (BzgA) • Sachverständigenrat • Nationale Präventionskonferenz weitere Ministerien	Bundesverbände der Krankenkassen und Pflegekassen, GKV-Spitzenverband, Unfallversicherungsträger, Berufsgenossenschaften, Rentenversicherungsträger, Bundesärzte-/-zahnärztekammer, Kassenärztliche Bundesvereinigung, öffentliche-rechtliche Rundfundanstalten	Bundesvereinigung Prävention und Gesundheitsförderung e. V., Bundesverbände der Wohlfahrtspflege, Verbraucherzentrale Bundesverband, Netzwerke wie z. B. Gesunde Städte, Selbsthilfeorganisationen, Vereine und Verbände wie z. B. Arbeitgeber-/Arbeitnehmerverbände, PKV, Sportverbände, Unternehmen, Medien
Land	Ministerien/Senate für Gesundheit der Länder Ministerien/Senate der Länder für Soziales, Bildung, Umwelt, Arbeit, Kultur Landesgesundheitsämter	Landesverbände der Krankenkassen Kassenärztliche/-zahnärztliche Vereinigungen, Landesärzte u. Zahnärztekammern, öffentliche-rechtliche Rundfundanstalten *(Gesundheitskonferenzen)*	Landesvereinigungen für Gesundheit/Gesundheitsförderung, Landesverbände der Wohlfahrtspflege, Selbsthilfeorganisationen, Verbraucherzentralen, Betriebe, Sportverbände, Stiftungen
Kommune	öffentlicher Gesundheitsdienst, kommunale Ämter, Kitas, Schulen, Jugendämter	Krankenkassen, Krankenhäuser, Rehaeinrichtungen	Kitas, Schulen, Stiftungen, Jugendarbeit, Einrichtungen der Wohlfahrt, Beratungs-, Bildungs- u. Sporteinrichtungen, Betriebe, Selbsthilfe

Abb. 6: Einrichtungen und Strukturen für Prävention und Gesundheitsförderung auf Bundes-, Landes- und kommunaler Ebene (Quelle: in Anlehnung an Blümel 2011)

Webtipp [12] | Folgender Link führt Sie zur vollständigen Übersicht, welche die Struktur in ihrer Komplexität deutlich macht: *http://s.narr.digital/laaqw*

Auf der Ebene des Bundes sind die **staatlichen Institutionen** wie die Ministerien mit ihren Gesetzgebungen (z. B. das Sozialgesetzbuch V) und ihnen untergeordneten Behörden sowie das Robert Koch-Institut (RKI) und die **Bundeszentrale für gesundheitliche Aufklärung (BZgA)** mit ihren unterschiedlichen Aufträgen zu nennen. In → Kapitel 6 werden diese Institutionen noch einmal näher betrachtet.

Wenn es um die → gesundheitliche Aufklärung der Bevölkerung geht, dann ist die BzgA gefordert. Zu Zeiten der ersten HIV-Infektionen in Deutschland wurde sie in den 1980er-Jahren als Nachfolge-Organisation des Bundesgesundheitsamtes gegründet. Sicher haben Sie mindestens eine ihrer **Kampagnen** im Kino gesehen oder bereits einen der Flyer gelesen (z. B. zum Safer Sex oder zur HIV-/AIDS-Kampagne)

Gesundheitliche Aufklärung liegt im Interesse staatlicher **Gesundheitspolitik**. Sie wird in Deutschland als eine übergreifende Daueraufgabe von allen staatlichen Ebenen unter Einbindung der Betroffenen durchgeführt. Die Bundeszentrale für gesundheitliche Aufklärung nimmt diese Aufgabe auf Bundesebene als Fachbehörde im Geschäftsbereich des Bundesministeriums für Gesundheit (BMG) war. Gemäß dem Errichtungserlass vom 20. Juli 1967 hat die BZgA insbesondere folgende Aufgaben:

1. *„Erarbeitung von Grundsätzen und Richtlinien für Inhalte und Methoden der praktischen Gesundheitserziehung,*
2. *Ausbildung und Fortbildung der auf dem Gebiet der Gesundheitserziehung und -aufklärung tätigen Personen,*
3. *Koordinierung und Verstärkung der gesundheitlichen Aufklärung und Gesundheitserziehung im Bundesgebiet,*
4. *Zusammenarbeit mit dem Ausland.“* (BZgA o. J.)

Auf Länderebene arbeiten die Landesministerien und die Landesgesundheitsämter mit den staatlichen Institutionen zusammen. Geht es z. B. um den Ausbruch einer meldepflichtigen Infektion in einer Region, geben die zuständigen **Einrichtungen des Öffentlichen Gesundheitsdienstes (ÖGD)** dies an die übergeordnete Landesbehörde weiter. Diese informiert das RKI, das die entsprechenden Fälle sammelt und je nach Gefahrenpotenzial aktiv wird. Die Zahlen fließen in die Gesundheitsberichterstattung des Bundes ein.

Allen öffentlich-rechtlichen Körperschaften, die sich an der gesundheitlichen Versorgung der Bevölkerung beteiligen (z. B. der **GKV-Spitzenverband**), obliegen ebenfalls wichtige Public-Health-Funktionen. Diese können von der Umsetzung wichtiger Präventionsmaßnahmen bis hin zum betrieblichen Arbeitsschutz und zur Arbeitssicherheit reichen (→ Kapitel 3). Freie Träger, wie z. B. die auf der Bundesebene verankerte **Bundesvereini-**

gung für Gesundheit, verfügen über ein breites Netz an Einrichtungen in den Bundesländern und übernehmen einen erheblichen Anteil an zielgruppenspezifischer → Prävention und → Gesundheitsförderung vor Ort. Sie haben Kontakt zu den Ministerien in den Ländern und gestalten je nach Bedarf konkrete Maßnahmen in Schulen, Kitas und auch Betrieben – um nur einige Beispiele zu nennen.

Geht es um die in Deutschland gesetzlich verankerte Frage der Qualität und Wirtschaftlichkeit im Gesundheitswesen (SGB V, § 139 a–c), kommt das **Institut für Qualität und Wirtschaftlichkeit im Gesundheitswesen (IQWIG)** ins Spiel. Es hat seit 2004 den gesetzlichen Auftrag, Arzneimittel, Untersuchungs- und Behandlungsmaßnahmen hinsichtlich des Nutzens und der Kosten zu bewerten. Damit wird eine wichtige Aufgabe von Public Health bei uns umgesetzt. Darüber hinaus informiert das IQWIG die Bevölkerung wertneutral, qualitätsgesichert und wissenschaftlich fundiert über die Ergebnisse in einer allgemein verständlichen Sprache auf ihrer Website (www.gesundheitsinformationen.de). In Zeiten einer Vielzahl an Gesundheitsinformationen über das weltweite Netz stellt dies eine sehr wertvolle Aufgabe dar, die ebenfalls im Sozialgesetz unter dem Aspekt des Patientenschutzes verankert ist, mit dem Ziel eine informierte Entscheidungsfindung (z. B. Teilnahme an einer Früherkennungsuntersuchung) der Bürger:innen bei Fragen der Gesundheit und Versorgung zu gewährleisten.

Webtipp [13] | Weitere Informationen zum weltweiten Agieren der WHO finden Sie unter:
http://s.narr.digital/3rvjd

Webtipp [14] | Ein Kurzporträt der WHO bietet auch folgendes YouTube-Video:
http://s.narr.digital/4a07o

Webtipp [15] | Die Webpräsenz der Bundeszentrale für gesundheitliche Aufklärung finden Sie hier:
http://s.narr.digital/nymfl

Webtipp [16] | Eine nützliche Adresse ist auch die Website des Robert Koch-Instituts:
http://s.narr.digital/zciq3

Webtipp [17] | Das Institut für Qualität und Wirtschaftlichkeit im Gesundheitswesen (IQWiG) finden Sie hier:
http://s.narr.digital/atgmh

Webtipp [18] | Zum Thema Menschenrechte der Vereinten Nationen informieren Sie sich unter:
http://s.narr.digital/34rp3

Wissenschaft und Ausbildung

Für die in der Wissenschaft tätigen Public-Health-Akteure gibt es ebenfalls verschiedene Organisationsformen. Als Dachorganisation agiert seit 1997 die **Deutsche Gesellschaft für Public Health (DGPH)**. Die Gesellschaft ist gemäß des Public-Health-Ansatzes multidisziplinär ausgerichtet und war bis November 2016 Heimat für viele Public-Health-Studiengänge, verschiedene wissenschaftliche Fachgesellschaften und freie Träger. Nun sind auch Einzelmitgliedschaften möglich. Mit dem Zukunftsforum Public Health hat das RKI im November 2016 die Koordination eines bundesweit angelegten Prozesses übernommen. Dieser dient dem Zweck, die Public-Health-Kräfte in Deutschland besser zu bündeln und auf diese Weise sowohl eine größere Sichtbarkeit als auch eine größere Schlagkräftigkeit bei der Umsetzung der vielfältigen Aufgaben zu erreichen.

Fachgesellschaften wie die Deutsche Gesellschaft für Sozialmedizin und Prävention (DGSMP), die Deutsche Gesellschaft für Medizinische Soziologie (DGMS), die Deutsche Gesellschaft für Epidemiologie (DGEpi) als auch die Gesellschaft für Medizinische Dokumentation und Statistik (GMDS) tragen aus jeweils fachspezifischer Perspektive mit ihren vielen organisierten Wissenschaftler:innen zu einer nachhaltigen Verbreitung der Public-Health-Forschung in Deutschland bei. Sie betreiben Nachwuchsförderung, lehren häufig in den Public-Health-Studiengängen und schaffen mit ihren jährlichen Tagungen und Kongressen eine öffentliche Plattform für die

Perzeption der wissenschaftlichen Ergebnisse, die in die Politikgestaltung einfließen.

Im europäischen Kontext gibt es die **Association of Schools of Public Health in European Region (ASPHER)**, die sich seit Jahrzehnten für eine Weiterentwicklung des Curriculums engagiert und sich für Qualitätssicherung in der Ausbildung einsetzt.

Die Internetpräsenzen der Dachorganisation und Fachgesellschaften liefern ausführliche Informationen:

Webtipp [19] | Zukunftsforum Public Health:
http://s.narr.digital/bf2tg

Webtipp [20] | Deutsche Gesellschaft für Public Health.:
http://s.narr.digital/3e20c

Webtipp [21] | Deutsche Gesellschaft für Sozialmedizin und Prävention:
http://s.narr.digital/gfsjz

Webtipp [22] | Deutsche Gesellschaft für Medizinische Soziologie:
http://s.narr.digital/fk6ma

Webtipp [23] | Deutsche Gesellschaft für Epidemiologie:
http://s.narr.digital/oc156

Webtipp [24] | Deutsche Gesellschaft für Medizinische Informatik, Biometrie und Epidemiologie:
http://s.narr.digital/sgvhj

Webtipp [25] | The Association of Schools of Public Health in the European Region:
http://s.narr.digital/kns4f

* Zusammenfassung

Public Health hat eine lange Tradition, die ins 17. Jahrhundert zurückreicht. Ausgelöst durch die Industrialisierung und Verstädterung kamen neue gesundheitliche Problemlagen auf, die einer bevölkerungsbezogenen Perspektive bedurften. Im Gegensatz zu der sich zeitgleich entwickelnden wissenschaftlichen Medizin hat Public Health seit seiner Geburtsstunde nicht das einzelne Individuum im Blick, sondern die Bevölkerung als Ganzes oder einzelne Teilgruppen. Public Health ist multidisziplinär ausgerichtet und hat mit seinen Analysen die Eindämmung und Beseitigung gesundheitlicher Gefahren und Risiken als auch mithilfe der Stärkung von Ressourcen und strukturellen Maßnahmen die Verbesserung der Gesundheit der Bevölkerung im Fokus. Old Public Health wurde durch das Hinzutreten weiterer Disziplinen und Fragestellungen sowie der Erweiterung der klassischen → Prävention durch die Strategie der → Gesundheitsförderung im Jahr 1988 von → New Public Health abgelöst. Gesundheitliche Herausforderungen stellen sich für die einzelnen Länder jeweils anders und erfordern jeweils spezifische Maßnahmen. Die Vereinten Nationen bieten mit verschiedenen Organisationen, wie der Weltgesundheitsorganisation, Unterstützung. Gleichzeitig sind alle Regierungen der Welt aufgefordert, mit ihrer Politik und mithilfe nationaler Organisationen und verschiedener NGOs daran mitzuwirken. Die Globalisierung bringt für die Gesundheitssicherung der Weltbevölkerung eine neue, weltumspannende Herausforderung mit sich, der mit einer globalen Public-Health-Strategie begegnet wird.

✎ Aufgaben zur Selbstüberprüfung

1. Was ist der Unterschied zwischen Old und New Public Health?
2. Wie lässt sich der Public-Health-Ansatz vom individualmedizinischen Ansatz abgrenzen?
3. Unterscheiden sich die Herausforderungen in den Gründungsjahren von Public Health von den heutigen?
4. Definieren Sie Public Health!

Zusatzmaterial | Lösungen und weitere Wissensaufgaben finden Sie unter
http://s.narr.digital/1pggp.

2 Gesundheit und Krankheit

Überblick | In diesem Kapitel lernen Sie ...

- Gesundheit und Krankheit aus verschiedenen Perspektiven zu betrachten,
- Unterschiede und Gemeinsamkeiten von wesentlichen Krankheits- und Gesundheitsmodellen zu benennen,
- sich mit Normen und Klassifikationen in der Medizin auseinanderzusetzen.

2.1 Krankheit und Gesundheit - viele Definitionen

Gesundheit wünschen wir uns zu vielen Gelegenheiten, z. B. wenn wir niesen oder zum Geburtstag. Ältere Menschen wünschen sich oftmals, „*Hauptsache gesund*" zu sein, und Schwangeren kommt dies ebenfalls über die Lippen, wenn sie nach dem Geschlecht ihres Kindes gefragt werden. **Gesundheit** stellt für die meisten Menschen das wertvollste Gut dar. Gleichzeitig nehmen wir sie in der Regel als selbstverständlich hin und denken nicht darüber nach, weil wir sie nicht spüren. Gesundheit wird häufig erst dann bewusst zu schätzen gelernt, wenn wir krank sind.

Überlegen Sie selbst einmal und versuchen Sie, die folgenden Sätze für sich zu ergänzen:

- Ich fühle mich gesund, wenn ...
- Ich werde krank, wenn ...
- Um gesund zu bleiben, brauche ich ...

Gesundheit zu definieren, ist demnach gar nicht so einfach und geht weit über unsere subjektiven Vorstellungen und das lange in der klassischen Medizin vorherrschende Modell des Freiseins von Störungen bzw. Krankheit hinaus. Bereits seit Jahrtausenden beschäftigen sich wichtige Vertreter:innen aus Medizin, Philosophie, Geschichte, Theologie, Soziologie sowie auch Literatur (u. a. **Arthur Schopenhauer, Friedrich Nietzsche, Marie Curie, Talcott Parsons, Claudine Herzlich, Hans-Georg Gadamer, Ilona Kickbusch**) mit dem Wesen und der Bedeutung von Gesundheit. Unsere Gesundheits- und Sozialgesetzgebung enthält ebenfalls vielfältige Definitionen und stellt damit u. a. wichtige Grundlagen für einen Leistungsentzug, z. B. im Krankheitsfall, oder auch zur Förderung der Gesundheit bereit.

Das Verständnis von Krankheit und Gesundheit lässt sich im Allgemeinen in zwei verschiedene Konzepte einordnen: Im Rahmen des **dichotomen Konzepts** werden Krankheit und Gesundheit als zwei voneinander unabhängige Zustände (Pole) definiert, als Gegensätze, die sich ausschließen und nicht gleichzeitig vorhanden sein können. Diese Sichtweise beruht auf dem biomedizinischen Krankheitsmodell (→ Kapitel 2.2) und beeinflusst nach wie vor die Gestaltung der medizinischen Versorgung (Franke 2012). Eine Krankschreibung gibt bspw. vor, wie lange eine betroffene Person arbeitsunfähig, also krank ist. Mit Ablauf und keiner weiteren Verlängerung ist die Arbeitsunfähigkeit aufgehoben.

Die deutsche Rechtsprechung hat dazu passend eine Definition erarbeitet, die Krankheit als einen *„regelwidrigen Körper- oder Geisteszustand versteht, der die Notwendigkeit einer ärztlichen Heilbehandlung des Versicherten oder zugleich oder allein Arbeitsunfähigkeit zur Folge hat“* (SGB V 1988). Die Ärzteschaft soll damit auf der Basis wissenschaftlicher Grundlagen festlegen, welcher Zustand als Krankheit benannt werden kann. Mithilfe dieser Regelungen sollen im Alltag Leistungsansprüche bzw. -pflichten in der gesetzlichen Krankenversicherung geregelt werden (→ Kapitel 6.3).

Das Konzept des Kontinuums sieht das Verhältnis von Gesundheit und Krankheit dagegen als ein dynamisches Gleichgewicht mit beliebig vielen Zwischenstufen. Gesundheit und Krankheit sind dabei die Eckpunkte eines Kontinuums, voneinander abhängig und sich nicht ausschließend. Wir sind demnach nicht entweder krank oder gesund, sondern stets mehr oder weniger beides und das in Abhängigkeit davon, wo wir uns gerade auf dem Kontinuum befinden. Versuchen Sie, sich das **Gesundheits-Krankheits-Kontinuum** zu veranschaulichen, indem Sie über Ihr aktuelles eigenes Befinden und Ihre persönliche Position nachdenken. Leiden Sie bspw. unter einer akuten oder chronischen Erkrankung? Fühlen Sie sich heute deswegen krank oder würden Sie sagen, Sie fühlen sich heute eher gesund? In → Kapitel 2.3.2 gehen wir ebenfalls noch einmal auf das Kontinuum ein.

Gesundheit und Krankheit werden in diesem Zusammenhang mehrdimensional verstanden. Wo eine Person auf dem Kontinuum steht, hängt nicht allein von einem, sondern von verschiedenen Merkmalen und ihren Dimensionen ab. Körperliches und psychisches Wohlbefinden spielen ebenso eine Rolle wie z. B. Leistungsfähigkeit, Selbstverwirklichung, Umgang mit Belastungen, Gefährdungen durch die Umwelt, Vorhandensein und Beanspruchung von Ressourcen. Vielfältige biomedizinische, psychische, soziale und kulturelle Dimensionen sind von Bedeutung.

Die WHO hat diesen Ansatz früh aufgegriffen und Gesundheit neben der Abwesenheit von Krankheit als einen **Zustand vollständigen** körperlichen, geistigen und sozialen **Wohlbefindens** erklärt (siehe Definition in → Kapitel 1.3). Diese Definition wurde durchaus als eine *„Idealvorstellung"* diskutiert. Können Menschen mit Beeinträchtigungen demnach nicht gesund sein? Und sind alle Menschen krank, die sich nicht vollständig wohlfühlen?

Der Begriff wurde in Anbetracht der Diskussionen weiterentwickelt. Der Gesundheitswissenschaftler **Klaus Hurrelmann** fand 1988 nachfolgende Worterklärung.

Kurz gefasst | Gesundheit nach Klaus Hurrelmann

„Gesundheit setzt sich demnach aus physischen, psychischen und sozialen Anteilen zusammen, die sich wechselseitig beeinflussen. Gesundheit ist eng mit individuellen und kollektiven Wertvorstellungen verbunden, die sich in der Lebensführung niederschlagen. Sie ist ein Balancezustand, der zu jedem lebensgeschichtlichen Zeitpunkt immer erneut hergestellt werden muß. Sie ist kein passiv erlebter Zustand des Wohlbefindens, wie die rein körperliche Fixierung des Begriffes in der klassischen Medizin nahelegt, sondern ein aktuelles Ereignis der jeweils aktiv betriebenen Herstellung und Erhaltung der sozialen, psychischen und körperlichen Aktionsfähigkeit eines Menschen. Soziale, ökonomische, ökologische und kulturelle Lebensbedingungen bilden dabei den Rahmen für die Entwicklungsmöglichkeiten von Gesundheit" (Hurrelmann 1988, S. 17).

Die WHO hat im Zuge der Begriffsentwicklung 1998 noch hinzugefügt, Gesundheit sei *„a resource which permits people to lead an individually, socially and economically productive life. Health is a resource for everyday life, not the object of living. It is a positive concept emphasizing social and personal resources as well as physical capabilities"* (WHO 1998, S. 1).

Auch wenn die Definitionen mittlerweile sehr umfassend sind, eine einzige allgemeingültige **Gesundheitsdefinition** existiert aufgrund der vielfältigen Einflussmöglichkeiten bis heute nicht. Gesundheit und Krankheit sind gesellschaftlich konstruierte Begriffe, die nicht unabhängig von ihrem Kontext behandelt werden können, wie Sie in den nachfolgenden Kapiteln detaillierter erfahren werden. Eine Verobjektivierung ist nicht möglich. Gesundheit und Krankheit bedeuten für jedes Individuum in jeder Region auf der Welt etwas anderes.

2.2 Biomedizinische Modelle - Krankheit im Fokus

Viele Wissenschaftsdisziplinen beschäftigten sich mit den Phänomenen Gesundheit und Krankheit und tun dies nach wie vor. Im Laufe der Zeit entwickelten sich so verschiedene Modelle zum Verständnis und zur Systematisierung der Thematik. In der Medizin und auch in anderen Bereichen der gesundheitlichen Versorgung ist bis heute das biomedizinische (Krankheits-)Modell bestimmend. Es beruht auf den Erkenntnissen der **Bakteriologie** des 19. Jahrhunderts. Krankheiten können demnach dann zustande kommen, wenn schädliche Einflüsse (Noxen) in biologischer (z. B. Bakterien, Viren), physikalischer (z. B. mechanische Überlastung) oder chemischer (z. B. Gifte, Drogen) Form auf den menschlichen Organismus einwirken, diesen verändern und Krankheitssymptome hervorrufen (→ Abb. 7).

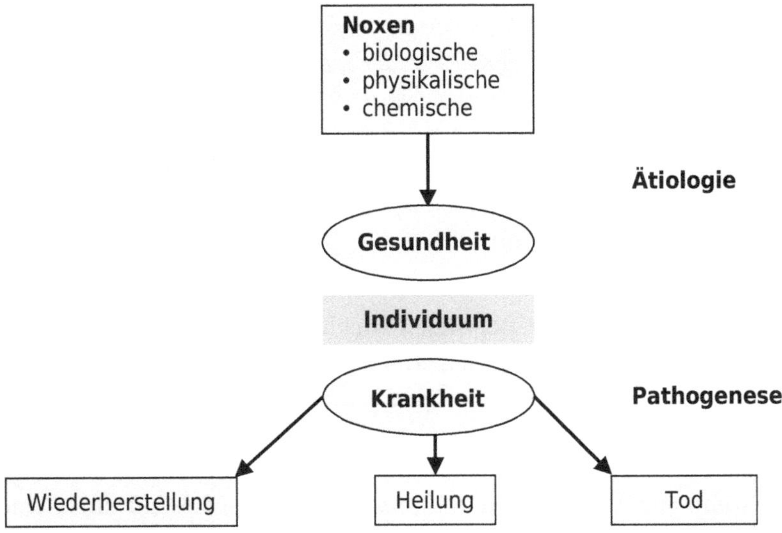

Abb. 7: Biomedizinisches Modell (Quelle: eigene Darstellung)

Kurz gefasst | Grundannahme des biomedizinischen Modells
Krankheit stellt damit die Abweichung vom natürlichen Zustand des Organismus dar und Gesundheit, als Gegensatz (Dichotomie) dazu, das geordnete Zusammenspiel normaler Funktionsabläufe.

Gesundheit und Krankheit lassen sich in diesem Modell also klar abgrenzen: Wer keine Symptome einer Erkrankung zeigt und ohne Befund ist, gilt als gesund und wem anhand von Symptomen und Befunden eine Diagnose zugeordnet werden kann, der ist krank. Gesundheit wird also nur als die Abwesenheit von Krankheit verstanden und nicht als eigenständiger Zustand.

Das biomedizinische Modell zeichnet sich weiterhin durch die Annahmen aus, dass

- jede Krankheit eine spezifische Ursache (→ Ätiologie) und einen Verlauf hat,
- der soziale Kontext bei der Klassifizierung der Krankheit nicht einbezogen wird,
- die Behandlung eine medizinische Aufgabe ist und
- Heilung nur bei kausaler Behandlung (also Behandlung der zugrunde liegenden Ursachen) erreichbar ist (Franke 2012).

Das Modell konzentriert sich folglich auf die Betrachtung der Krankheit, nicht auf den betroffenen Menschen. Es setzt dann an, wenn eine Erkrankung aufgetreten ist. Es bezieht keine gesundheitlichen Aspekte mit ein und bildet psychische und soziale Ursachen nur unzureichend oder gar nicht ab. Auch das Zusammenspiel verschiedener Faktoren und Risiken (wie es bei vielen Erkrankungen der Fall ist) wird im biomedizinischen Modell nicht berücksichtigt.

Das biomedizinische Modell beschäftigt sich also fast ausschließlich mit den rationellen Entstehungsfaktoren und baut auf **objektiv nachgewiesenen Befunden** auf (→ Kapitel 2.7). Dies lässt sich gut am Beispiel der Infektionskrankheiten nachvollziehen: So ist es möglich, einen Virus, bspw. einer grippalen Infektion, mittels biomedizinischer Methoden eindeutig nachzuweisen. Der Befund ermöglicht eine konkrete Diagnose und darauf aufbauend eine spezifische Therapie (z. B. eine Impfung).

Für die Krankheitsbekämpfung und Wiederherstellung der Gesundheit ist im Rahmen dieses Modells das medizinische System mit seinen Expert:innen zuständig, nicht das Individuum und seine (soziale) Umwelt, was Abhängigkeiten und eine Dominanz der Ärzt:innen schaffen kann (Bruns 2013).

2.2.1 Risikofaktorenmodell

Als Erweiterung des biomedizinischen Modells ist das Risikofaktorenmodell zu sehen. Der Begriff des Risikos tritt an die Stelle der eindimensionalen, ätiologischen Betrachtung und ermöglicht durch die Fokussierung auf vielfältige **Risikofaktoren** eine neue Perspektive auf die Krankheitsentstehung.

Was bedeutet das konkret? Das biomedizinische Modell geht davon aus, dass ein einzelner krankheitsverursachender Faktor zu einer Erkrankung führt. Bei vielen Erkrankungen, wie z. B. Bluthochdruck, hat sich jedoch gezeigt, dass ein Faktor allein nicht für eine Erklärung ausreicht. Vielmehr wird eine Vielzahl von begünstigenden Faktoren angenommen. Mithilfe der (epidemiologischen) Forschung ist es möglich, entsprechende Faktoren zu untersuchen und Risikofaktoren zu identifizieren.

Gut zu wissen | Risikofaktoren
Als Risikofaktoren werden alle Variablen bezeichnet, welche die Wahrscheinlichkeit für das Auftreten einer Krankheit erhöhen.

Der Begriff Risikofaktor entstand bereits im 18. Jahrhundert im Zuge der Statistiken zur Untersuchung der Bevölkerung. Lebensversicherungen machten sich die Daten der Zählung von Sterbe- und Krankheitsfällen zur Berechnung der verbleibenden Lebenserwartung zunutze. Merkmale, die in Zusammenhang mit einer Reduzierung der → Lebenserwartung standen, wurden Risikofaktoren genannt. In den 1960er-Jahren begann mit der Zunahme von chronischen und sogenannten Zivilisationskrankheiten (insbesondere Herz-Kreislauf-Erkrankungen, Krebs, Rheuma, Diabetes) eine explizite Erforschung der Risikofaktoren und ihrer Bedeutung für das Krankheitsgeschehen. Besonders bedeutsam und bekannt wurde in diesem Zusammenhang die *Framingham Heart Study*, in deren Rahmen nach wie vor geforscht wird (Framingham Heart Study 2016).

Die systematische Untersuchung der Bevölkerung der amerikanischen Kleinstadt Framingham von 1948 an lieferte entscheidende und heute zum medizinischen Standard gehörende Ergebnisse zu den Ursachen und Risiken von Herz-Kreislauf-Erkrankungen. Als wesentliche Risikofaktoren konnten durch die Analyse des Lebensstils der Studienteilnehmenden **Rauchen, Bewegungsmangel, Gewichtszunahme und Fehlernährung** identifiziert werden.

Kurz gefasst | Bestimmung von Risikofaktoren
Die Bestimmung von Risiken, zu denen z. B. persönliche bzw. genetische Dispositionen, das Geschlecht, das Alter sowie individuelle Faktoren wie Bluthochdruck, Suchtmittelkonsum oder Übergewicht zählen, ist folglich im Risikofaktorenmodell von wesentlichem Interesse. Auch Verhaltensweisen, die bekannte Risiken begünstigen, werden erfasst.

Allerdings erfolgen die Vorhersagen der Erkrankungswahrscheinlichkeiten im Risikofaktorenmodell nicht individuell, sondern in Bezug auf Bevölkerungsgruppen. Es ist hier demnach nicht möglich, eine **Kausalität** zwischen Risikofaktoren und der individuellen Erkrankungswahrscheinlichkeit herzuleiten, und es bleibt die Frage, warum einige Menschen an bestimmten Krankheiten erkranken, obwohl sie keine der bekannten Risikofaktoren aufweisen (sogenannte paradoxe Fälle), und andere trotz hoher Risikofaktorenbelastung nicht (sogenannte Escaper-Problematik) (Schaefer & Blohmke 1978). Vielmehr liefern solche Fälle den Beweis, dass Erkrankungen multifaktoriell entstehen und dass nicht alle Risikofaktoren bei der Entstehung von Krankheiten bekannt sind bzw. diese nicht zwingend zu einer Erkrankung führen müssen.

In Deutschland wird aktuell im Rahmen der *NAKO Gesundheitsstudie* explizit dieser Fragestellung nachgegangen. Die größte deutsche Langzeit-Bevölkerungsstudie untersucht insbesondere, warum eine Person erkrankt, die andere jedoch gesund bleibt. Das Ziel der Studie ist es, die Ursachen von **Volkskrankheiten** wie z. B. Herz-Kreislauf-Erkrankungen und Krebs aufzuklären, ihre Risikofaktoren, Zusammenhänge sowie Möglichkeiten der Früherkennung zu identifizieren und Wege einer wirksamen Vorbeugung aufzuzeigen. Dazu werden deutschlandweit 200.000 Menschen zwischen 20 und 69 Jahren umfassend medizinisch untersucht, zu ihren Lebensgewohnheiten befragt und nachverfolgt.

Auch wenn die Annahmen des Risikofaktorenmodells nach wie vor durch eine medizinische Sichtweise bestimmt sind, werden in dieses auch soziale Determinanten einbezogen. Hierin sind die Erweiterung und Stärken gegenüber dem biomedizinischen Modell zu sehen.

Webtipp [26] | Detaillierte Informationen und Videomaterial zur *Framingham Heart Study* finden Sie unter:
http://s.narr.digital/7jgfk

Webtipp [27] | Infomaterial zur *NAKO Gesundheitsstudie* finden Sie auf der Website der Studie:
http://s.narr.digital/2weva

2.2.2 Biopsychosoziales Modell

Die Risikofaktorenforschung war ein wichtiger Wegbereiter für ein weiteres, international anerkanntes Krankheitsmodell: das biopsychosoziale Modell.

Dieses Modell basiert auf der Grundannahme, dass biologische, psychische und soziale Faktoren nicht eigenständig stehen, sondern Bestandteile eines komplexen Ganzen mit dynamischen Wechselbeziehungen sind, welches sich kausal auf die Entstehung und den Verlauf von Erkrankungen auswirkt.

Kurz gefasst | Grundannahme des biopsychosozialen Modells
Gesundheit und Krankheit basieren auf einem Zusammenspiel von biologischen, psychologischen und sozialen Faktoren.

Das biopsychosoziale Modell soll also eine ganzheitliche Erklärung der Entstehung von Gesundheit und Krankheit ermöglichen, in die explizit psychische und soziale Variablen integriert sind. Gesundheit und Krankheit sind dabei als ein dynamisches Geschehen zu sehen, nicht als Zustände (vgl. biomedizinisches Modell).

Zum besseren Verständnis werfen wir einen Blick in die Überlegungen der **Systemtheorie** von **Niklas Luhmann** (1987), die einen wesentlichen Bestandteil des biopsychosozialen Modells darstellt: Wir Menschen stellen dabei ein organisches System dar, das aus vielen über- bzw. untergeordneten Subsystemen (z. B. Organ- oder Nervensystem) bis hin zur Molekülebene besteht. Veränderungen in einer Systemebene (z. B. im Hormonhaushalt) können Veränderungen in anderen Subsystemen bewirken.

Gleichzeitig sind wir selbst Teil von umfassenden **Systemen** (z. B. sozialen Systemen wie unserer Familie). Als offenes System sind wir in der Lage, uns mit unserer Umwelt auszutauschen und zu interagieren. Es geschieht also nichts isoliert; alle Ebenen der Systeme und Organisation sind verknüpft.

Wenn wir die Annahmen noch etwas detaillierter/abstrakter betrachten, dann setzen wir als Ganzes uns aus geistigen und körperlichen Ebenen (oder auch Phänomenen) zusammen. Die Theorie besagt, dass unsere mentalen Phänomene in Hinblick auf unser Nervensystem emergent sind. Das bedeutet, dass unsere mentale Ebene zwar durch physiologische Ereignisse bestimmt und erzeugt wird, jedoch von diesen zu unterscheiden ist und übergeordnet auftritt. Die geistige Ebene lässt sich, wie wir wissen, nicht einfach auf neurophysiologische Tatbestände reduzieren. Wir werden es auch mit den größten Anstrengungen auf neurologischer oder biochemischer Ebene nicht schaffen, Verhaltens- oder Erlebensphänomene zu erklären, da diese nach dem Prinzip der → Emergenz auf den untergeordneten Ebenen nicht existieren.

Kurz gefasst | Biopsychosoziales Modell

„Ein psychologisches Konstrukt wie etwa ‚Selbstsicherheit' oder ‚Hilfsbereitschaft' […] werden wir auf physiologischer Ebene vergeblich suchen. Was wir dort davon finden, sind vielfältige nervöse, humorale bzw. biochemische Erregungsmuster, die ohne Kenntnis der übergeordneten Funktion in ihrer psychologischen Bedeutung nicht zu verstehen sind. […]
Als eine wichtige Folgerung aus dem biopsychosozialen Krankheitsmodell gilt, dass jedes Ereignis oder jeder Prozess, der an der Ätiologie, der Pathogenese, der symptomatischen Manifestation und der Behandlung von Störungen beteiligt ist, folgerichtig nicht entweder biologisch oder psychologisch ist, sondern sowohl biologisch als auch psychologisch."
(Egger 2005, S. 5)

Das biopsychosoziale Modell nimmt folglich eine **holistische (also ganzheitliche) Sichtweise** ein, kann jedoch dabei die kausale Beziehung zwischen dem Geist und dem Hirn, also z. B. den Einfluss eines Gedankens ohne physische Existenz auf etwas Physisches wie das Gehirn nicht klären.

Literaturtipps

Die Theorie der Körper-Seele-Einheit, als Erweiterung des biopsychosozialen Modells entwickelt, greift die Fragestellung nach dem vorab genannten Leib-Seele-Problem auf und soll an dieser Stelle zur Vervollständigung und als Anstoß für das weiterführende Selbststudium nicht unerwähnt bleiben:

Josef W. Egger (2017): *Theorie und Praxis der biopsychosozialen Medizin: Körper-Seele-Einheit und sprechende Medizin.* Wien: Facultas.

Für Interessierte empfiehlt sich zudem das Standardwerk der Psychosomatischen Medizin von Thure von Uexküll:

Thure von Uexküll (2016): *Psychosomatische Medizin.* 8. Aufl. München: Urban & Fischer Verlag/Elsevier GmbH.

2.3 Sozialwissenschaftliche Modelle – Gesundheit im Mittelpunkt

Sozialwissenschaftliche Modelle greifen den Gedanken eines ganzheitlichen und dynamischen Gesundheitskonzepts auf.

Kurz gefasst | Grundannahme des sozialwissenschaftlichen Modells
Die klassische medizinische Kategorisierung und Dichotomie von Gesundheit und Krankheit wird abgelöst von der Vorstellung eines Gesundheits-Krankheits-Kontinuums.

Im Mittelpunkt des Interesses stehen die Fragen, was uns gesund hält und warum wir trotz vielfältiger krankmachender Umgebungsfaktoren gesund bleiben.

Salutogenese

Anfang der 1970er-Jahre entwickelte der amerikanisch-israelische Soziologe **Aaron Antonovsky** das Konzept der Salutogenese – als Gegenpol zur → Pathogenese. Er wertete u. a. Daten von weiblichen KZ-Überlebenden aus, deren psychischer und körperlicher Gesundheitszustand mit dem einer Kontrollgruppe verglichen wurde, und fand heraus, dass immer noch fast 30 % dieser Frauen trotz der extrem widriger Lebensbedingungen im Lager und während der anschießenden Flucht gesund erschienen. Dieses Ergebnis war für Antonovsky völlig unerwartet und veranlasste ihn zu folgenden wesentlichen (und für die Wissenschaft neuen) Fragestellungen:

- Wie entsteht Gesundheit?
- Und was erhält Menschen (auch unter schwierigen Bedingungen) gesund?

Gut zu wissen | Salutogenese vs. Pathogenese
Salutogenese = Entstehung und Erhaltung von Gesundheit
Pathogenese = Entstehung und Entwicklung einer Krankheit

Zum besseren Verständnis des Konzepts muss man sich das Leben als gefährlichen Fluss vorstellen („*Flussmetapher*“ von Antonovsky). Dieser Fluss besteht aus Strömungen, Stromschnellen und Strudeln und wir Menschen, die darin schwimmen, befinden uns in einem ständig bedrohten gesundheitlichen Zustand. Im Sinne der → Pathogenese würden Ärzt:innen versuchen, mit der Medizin vom Ertrinken bedrohte Menschen aus dem Fluss zu retten. Die → Salutogenese sieht dagegen vor, aus den Menschen gute Schwimmer:innen zu machen. Das kann deshalb gelingen, da wir als Menschen geistig-seelische Fähigkeiten und eine Sinnorientierung besitzen, die es uns ermöglichen, Herausforderungen und Probleme bewältigen zu können. Das ist die Voraussetzung, um gesund zu bleiben bzw. um sich zu erholen.

Antonovskys **Modell der Salutogenese** basiert auf den Grundannahmen, dass Gesundheit ein fließender Prozess ist, der aktiv erhalten wird, und dass Gesundheit und Krankheit sich nicht streng voneinander abgrenzen lassen.

Kurz gefasst | Bestandteile der Salutogenese
Die wesentlichen Bestandteile der Salutogenese sind das Gesundheits-Krankheits-Kontinuum, Stressoren, die generalisierten Widerstandsressourcen und das Kohärenzgefühl.

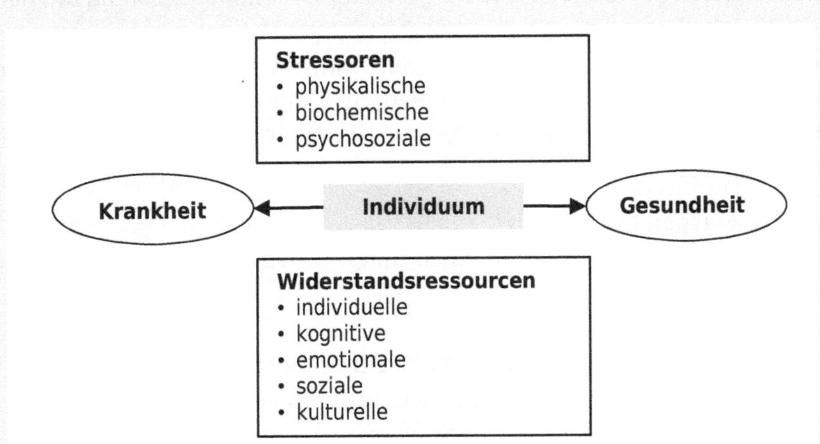

Abb. 8: Gesundheits-Krankheits-Kontinuum (Quelle: eigene Darstellung)

Gesundheits-Krankheits-Kontinuum

Der Gesundheitszustand eines Menschen ist im Sinne der → Salutogenese dynamisch und bewegt sich auf einem Kontinuum mit vielen Zwischenstadien zwischen den Polen gesund und krank (→ Abb. 8). Nach dieser Vorstellung trägt ein Mensch immer beide Zustände in sich. Die Anteile variieren entsprechend seiner Position auf dem Kontinuum. Es geht demnach nicht mehr um die Frage, ob jemand gesund oder krank ist, sondern wie nah oder weit entfernt er den Polen Gesundheit und Krankheit ist. Einfluss auf die Position auf dem Kontinuum haben vielfältige Faktoren (soziale, persönliche, umweltbedingte) und ihre Wechselwirkungen.

Diese Sichtweise lässt sich am Beispiel von chronisch kranken Menschen gut nachvollziehen. Trotz Erkrankung können sie sich überwiegend gesund fühlen. Auch Schwerkranke lassen sich nach Antonovsky nicht als ausschließlich krank einordnen: „*Wir sind alle terminale Fälle. Aber solange wir einen Atemzug Leben in uns haben, sind wir alle bis zu einem gewissen Grad gesund.*" (Antonovsky 1989, S. 53)

Stressoren

Als Stressoren bezeichnet Antonovsky alle physikalischen, biochemischen und psychosozialen **Reize und Stimuli**, die nach unserer subjektiven Bewertung einen physiologischen Spannungszustand, also eine

Stressreaktion bei uns auslösen. Bei einem anhaltenden Spannungszustand bewegen wir uns auf dem Kontinuum in Richtung Krankheit, eine Spannungslösung führt zu einer Bewegung in Richtung des Gesundheitspols.

Generalisierte Widerstandsressourcen (General Resistance Ressources – GRR)
Für Antonovsky sind Widerstandsressourcen individuelle, kognitive, emotionale, soziale und kulturelle Faktoren, welche die Widerstandsfähigkeit eines Menschen erhöhen, d. h., in Hinblick auf eine Stressreaktion eine erfolgreiche **Spannungsbewältigung** möglich machen und damit eine wichtige Ressource darstellen. Da sie in ihrer Wirksamkeit unspezifisch sind, werden sie generalisierte Widerstandsressourcen genannt.

Kohärenzgefühl (Sense of Coherence – SOC)
Die grundsätzliche Wahrnehmung des Lebens als sinnvoll, lohnend, verständlich und handhabbar beschreibt Antonovsky mit dem Sinn für Kohärenz bzw. dem Kohärenzgefühl. Es handelt sich also um eine allgemeine Grundhaltung gegenüber der Welt und dem eigenen Leben. Dieses Kohärenzgefühl setzt sich aus **drei Komponenten** zusammen:

1. Gefühl der Verstehbarkeit, d. h. die Fähigkeit, Reize verarbeiten und strukturiert einordnen zu können,
2. Gefühl der Handhabbarkeit/Bewältigbarkeit, d. h. die Fähigkeit/Überzeugung, Probleme lösen zu können (da Gewissheit besteht, dass entsprechende Ressourcen zur Verfügung stehen),
3. Gefühl der Sinnhaftigkeit/Bedeutsamkeit, d. h. die Fähigkeit, das Leben als sinnvoll und gestaltbar empfinden zu können, und die Zuversicht, dass es sich lohnt, in Probleme Energie zu investieren.

Das Konzept der → Salutogenese hat sich als wegweisend für die Bereiche → Gesundheitsförderung, → Prävention, → Rehabilitation und Psychosomatik erwiesen, da es den Blick auf die Ressourcen von Menschen und die Möglichkeiten ihrer Stärkung lenkt.

Literaturtipps

Aaron Antonovsky (1997): *Salutogenese. Zur Entmystifizierung der Gesundheit.* Tübingen: dgvt.

Bundeszentrale für gesundheitliche Aufklärung – BZgA (Hrsg.) (1998): *Was erhält Menschen gesund?* Köln: BZgA. Abrufbar unter: https://www.bug-nrw.de/fileadmin/web/pdf/entwicklung/Antonowski.pdf (Abrufdatum: 06.09.2022).

2.4 Resilienz

Zum Verständnis des Modells der Resilienz hilft es, sich an die Risikofaktorenmodelle zu erinnern. Die Resilienzforschung kann als Gegenstück zur Risikofaktorenforschung betrachtet werden. Risikofaktorenmodelle beschäftigen sich mit den Faktoren, welche die Wahrscheinlichkeit für das Auftreten bestimmter Krankheiten erhöhen. **Resilienzmodelle** untersuchen hingegen die Faktoren, die geeignet sind, trotz der Omnipräsenz von Risikofaktoren keine Krankheit zu entwickeln.

Im Zentrum des Interesses stehen demnach die Fragen, wie gut Menschen imstande sind, sich von Problemen und Krisen nicht aus der Fassung bringen zu lassen, und was Menschen in Krisensituationen Halt gibt. Eine eindeutige Definition von Resilienz findet sich nicht; der Begriff wird häufig **mit psychischer Widerstandsfähigkeit** umschrieben.

Mit dem Resilienzmodell beschäftigte sich lange insbesondere die Wissenschaft der **Entwicklungspsychopathologie**, die Verhaltensauffälligkeiten bei Kindern nachgeht. In den letzten Jahren wuchs, v. a. im Zuge der terroristischen Anschläge, jedoch auch das Interesse, Resilienz mit ihren Auswirkungen und ihren Förderungsmöglichkeiten bei Erwachsenen zu untersuchen. In → Kapitel 5.1.3 gehen wir noch einmal näher auf Resilienz als eine Eigenschaft von Personen ein.

2.5 Subjektive Gesundheitskonzepte

Unter subjektiven Gesundheitskonzepten, auch **Laienkonzepte** oder **Laientheorien** genannt, werden unsere persönlichen Auffassungen und Sichtweisen von Gesundheit zusammengefasst.

Wenn Sie selbst an Gesundheit denken, was verbinden Sie mit dem Begriff?

Gesundheit bedeutet für mich ...

Unsere eigenen Theorien prägen unsere Wahrnehmung und unser Verhalten im Umgang mit unserem Körper. Untersuchungen dieser **subjektiven Vorstellungen** sind deshalb von großer Bedeutung für die → Gesundheitsförderung und Prävention, weil sie Ansatzpunkte für gezielte Maßnahmen liefern können.

Die Sozialpsychologin **Claudine Herzlich** führte 1973 eine erste klassische Studie (*Santé et maladie*) zu Alltagskonzepten von Gesundheit und Krankheit durch, im Rahmen derer sie 80 Personen aus Paris und einem Dorf in der Normandie qualitativ interviewte und drei grundsätzliche Vorstellungen identifizierte:

1. Gesundheit als Vakuum: Die Befragten erlebten ihren Körper und Gesundheit nicht bewusst.
2. Gesundheit als Reservoir: Hiermit geht die Vorstellung von körperlicher Robustheit einher. Menschen sind mit einer Gesundheitsreserve ausgestattet, die sich im Verlauf des Lebens erhöhen oder verringern kann.
3. Gesundheit als Gleichgewicht: Gesundheit ist dabei für die Befragten ein Wert, der mit körperlichem und seelischem Wohlbefinden einhergeht und nach dem sie streben (Faltermaier 2005).

Faltermaier (2005) griff diese Ergebnisse auf und stellte unter Einbeziehung seiner eigenen Untersuchungen vier wesentliche Dimensionen von **subjektiver Gesundheit** zusammen, über die heutzutage weitestgehend Konsens besteht:

1. **Abwesenheit von Krankheit:** Das Bewusstsein für den (zuvor als selbstverständlich angenommenen) Gesundheitszustand entsteht erst durch das Auftreten von Beschwerden/Erkrankungen.
2. **Energiereserve**: Es handelt sich bei Gesundheit um ein angeborenes oder erworbenes Potenzial an körperlicher und psychischer Energie oder Widerstandskraft, das sich im Laufe des Lebens erhöhen oder verringern kann.
3. **Gleichgewicht oder Wohlbefinden:** Unter Gesundheit werden körperliches und seelischen Wohlbefinden sowie Ausgeglichenheit und Lebensfreude verstanden.
4. **Funktionale Leistungsfähigkeit:** Diese Vorstellung meint insbesondere die Arbeitsfähigkeit sowie auch die Erfüllung alltäglicher Rollenverpflichtungen.

Nachfolgend sollen zudem die Ergebnisse einer großen Befragung der Soziologin Mildred Blaxter (2001) vorgestellt werden, da es sich um eine der wenigen, vom Umfang her repräsentativen Befragungen in diesem Bereich handelt.

Für die 9.000 befragten Personen aus der englischen Bevölkerung bedeutet Gesundheit:

- nicht krank zu sein,
- eine Reserve (schnelle Erholung von Krankheit),
- Verhalten (gesunde Lebensweise),
- körperliche Fitness,
- Energie,
- gute, soziale Beziehungen,
- Funktion (Möglichkeit der Erfüllung von Anforderungen).

Die Häufigkeit der Antworten erfolgte in Abhängigkeit vom Alter, vom Geschlecht und von der Bildung der Befragten. Blaxter stellt heraus, dass die subjektiven Gesundheitsvorstellungen in bildungsferneren Gruppen eher von pessimistischen Einstellungen und resignativen Handlungsorientierungen bestimmt sind. Die Auffassungen dieser Gruppen gehen dabei mit weniger ausgeprägten Überzeugungen zur **Selbstwirksamkeit** sowie einer geringeren Präventivorientierung und Symptomaufmerksamkeit einher (Klemperer 2015).

Männer verbinden zudem mit Gesundheit insbesondere Leistungsfähigkeit, während Frauen auf die Bedeutung des Wohlbefindens hinweisen.

Literaturtipps

Toni Faltermaier; Irene Kühnlein; Martina Burda-Vierung (1998): *Gesundheit im Alltag. Laienkompetenz in Gesundheitshandeln und Gesundheitsförderung.* Weinheim, München: Juventa.

Uwe Flick (1998): *Wann fühlen wir uns gesund? Subjektive Vorstellungen von Gesundheit und Krankheit.* Weinheim, München: Juventa.

Webtipp [28] | Auf krankheitserfahrungen.de (einem Projekt der Universitäten Freiburg und Göttingen in Kooperation mit dem Institut für Public Health, Charité) berichten Menschen von ihrem Leben zwischen Gesundheit und Krankheit:
http://s.narr.digital/4el3e

2.6 Weitere Modelle

Neben den in den Abschnitten zuvor beschriebenen Ansätzen zur konzeptionellen Darstellung von Gesundheit (und Krankheit) wurden in den letzten Jahren weitere bzw. erweiterte Modelle in den Disziplinen **Gesundheitspsychologie und -soziologie** entwickelt, die, basierend auf den Gedanken der → Salutogenese, den Fokus auf die Faktoren und psychischen Prozesse legen, die mit dazu beitragen, dass Menschen trotz der auf sie einströmenden Belastungen gesund bleiben.

Das **Systemische Anforderungs-Ressourcen-Modell (SAR)** von Becker et al. (2004) stellt einen weiteren ressourcenorientierten Ansatz dar. Gesundheit wird im SAR als Gleichgewichtszustand zwischen Anforderungen und Ressourcen verstanden.

Es unterteilt dabei in:

- externe psychische Anforderungen (z. B. durch Schule, Familie),
- externe physische Anforderungen (z. B. körperliche Belastungen, Lärm),
- interne psychische Anforderungen (z. B. eigene Normen und Werte),

- interne physische Anforderungen (z. B. genetische Krankheitsdispositionen),
- externe psychische Ressourcen (z. B. familiär, materiell),
- externe physische Ressourcen (z. B. gesunde Umwelt, Nahrung),
- interne psychische Ressourcen (z. B. habituelles Gesundheitsverhalten),
- interne physische Ressourcen (z. B. gute körperliche Kondition).

Im Sinne des Gleichgewichtszustands lassen sich gesundheitsfördernde Maßnahmen ableiten. Bei einer Gleichgewichtsstörung in Richtung der Anforderungen, sollten diese entweder reduziert oder weitere Ressourcen aktiviert werden (Blättner & Waller 2011).

Nach dem Soziologen und Gesundheitswissenschaftler Klaus Hurrelmann ist Gesundheit, vereinfacht ausgedrückt, das Resultat eines gelungenen Sozialisationsprozesses. Er verknüpft sozialisationstheoretische und gesundheitswissenschaftliche Beobachtungen und legt unter Einbeziehung von externen Faktoren den Schwerpunkt auf die Entwicklung der Persönlichkeit.

1988 veröffentlichte er sein **Sozialisationstheoretisches Gesundheitsmodell**, das auf den wechselseitigen Abhängigkeiten von Lebensbedingungen, Belastungen, Ressourcen und Symptomen basiert: Demnach entstehen Symptome (d .h. soziale, psychische und somatische Auffälligkeiten) dann, wenn die Ressourcen (personale und soziale Kapazitäten) durch Belastungen (soziale, psychische und somatische Risikofaktoren im Lebenslauf) innerhalb der jeweils gegebenen Lebensbedingungen überfordert werden. Durch eine Stärkung der Ressourcen bietet dieses Modell ebenfalls Ansatzpunkte zur Ableitung gesundheitsfördernder Interventionen (ebenda).

In der → Gesundheitsförderung und Gesundheitspolitik findet zudem das **Regenbogen-Modell** von G. Dahlgren und M. Whitehead (1991) Beachtung, da es wesentliche Ansatzpunkte („*Determinanten der Gesundheit*") in den Fokus rückt. Diese Determinanten werden entsprechend der Theorie in fünf Bereiche eingeteilt, welche in wechselseitiger Beziehung stehen.

Genetische Dispositionen, Alter und Geschlecht bilden den Kern des Modells und sind unbeeinflussbare, feste Determinanten unserer Gesundheit. Die Faktoren der umgebenden Schichten beziehen sich auf unsere Lebensweise, unsere sozialen Beziehungen, unsere Arbeitsweise sowie die allgemeinen Bedingungen unserer Umwelt. Sie können durch Strategien der → Prävention und Gesundheitsförderung verändert werden und somit unsere Gesundheit positiv beeinflussen. Gesundheit wird also demnach als ein Resultat eines Netzes von verschiedenen Einflüssen gesehen.

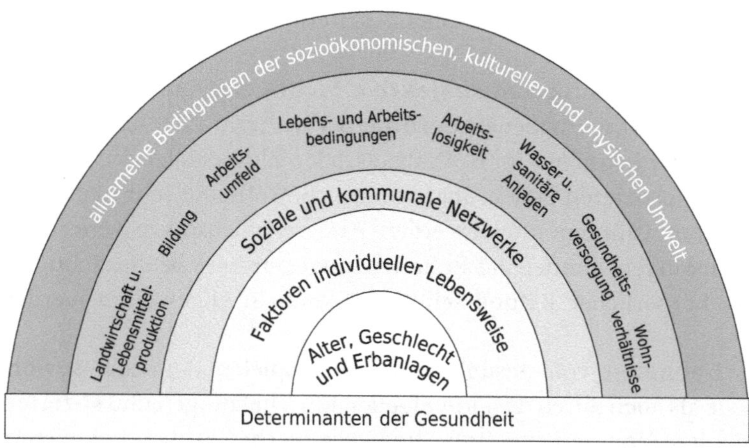

Abb. 9: Determinanten der Gesundheit (Regenbogen-Modell) (Quelle: in Anlehnung an Dahlgren & Whitehead 1991)

Literaturtipp

Klaus Hurrelmann (1991): *Sozialisation und Gesundheit.* Weinheim, München: Juventa.

Webtipp [29] | Wichtige Leitbegriffe der Gesundheitsförderung und Prävention stellt die BZgA auf ihrer Website vor: *http://s.narr.digital/u3hfs*

2.7 Welche Rolle spielen Normen?

Wir wenden uns zum Abschluss dieses Kapitels noch einmal der Schwierigkeit zu, Gesundheit und Krankheit voneinander abzugrenzen. Zu Beginn haben wir uns mit den Definitionen von Gesundheit und Krankheit beschäftigt und es wurde deutlich, dass unterschiedliche Ansätze zur Bestimmung dieser beiden Zustände existieren.

Zu welchem Ergebnis kommen Sie, wenn Sie sich selbst die Frage beantworten, ob Sie gerade gesund oder krank sind? Und zu welchem Ergebnis würden Ärzt:innen kommen, wenn sie Sie mittels diagnostischer Methoden untersuchen? Es wird deutlich, dass für die Beurteilung eines Menschen als gesund oder krank unterschiedliche Kriterien herangezogen werden können.

Unser Befinden, also unsere **subjektive Sichtweise,** muss überhaupt nicht mit den objektiv erhobenen **Befunden** von Ärzt:innen übereinstimmen. Es gibt Erkrankungen (z. B. Diabetes oder Bluthochdruck), die sich eindeutig diagnostizieren lassen, aber von den Betroffenen sehr häufig gar nicht oder kaum wahrgenommen werden. Andere, wie bspw. psychosomatische Erkrankungen, können das Befinden hingegen stark beeinträchtigen, obwohl ein körperlicher Befund fehlt oder kaum nachgewiesen werden kann.

Bei der Definition von gesund und krank spielen demnach sowohl medizinische als auch durch die individuellen Einschätzungen und **sozialen Rollen** geprägte **Normen** eine Rolle: Im medizinischen System kommen in Abhängigkeit von der Bezugsgruppe (Referenzgruppe, z. B. nach Alter oder Geschlecht differenziert) objektive, diagnostische Normwerte zum Einsatz, welche die Basis für Diagnosen bilden. Sie beruhen auf **statistischen Normwerten**, die auf dem durchschnittlichen Auftreten eines Merkmals im Organismus einer Bevölkerungsgruppe basieren und über die Alltagsfähigkeit oder Behandlungsbedürftigkeit eines Menschen bestimmen.

Die **subjektive Norm** einer Person legt dagegen fest, was sie persönlich als normal empfindet und hängt stark von den individuellen Ansprüchen ab. Verhaltensweisen und Empfindungen sind zudem durch die Werte einer Gesellschaft definiert (soziale Norm). Der kulturelle Hintergrund entscheidet oftmals darüber, was als *„normal"*, als gesund oder krank verstanden wird, bspw. hinsichtlich des Ess- oder Sexualverhaltens (→ Kapitel 4).

Im Folgenden gehen wir noch einmal näher auf mögliche Formen von Normierung und Klassifikationen ein.

2.7.1 Normierung, Pathologisierung und Medikalisierung

Die bisherigen Erklärungen sollten einen Eindruck davon vermittelt haben, dass die Grenzen zwischen Krankheit und Gesundheit fließend sein können, ebenso wie die Abgrenzung medizinischer Belange von gesellschaftlichen Anliegen. Je weiter der Krankheitsbegriff gefasst wird, desto mehr normale Phänomene, aber auch gesellschaftliche Probleme können als medizinische Anliegen betrachtet werden.

Gut zu wissen | Normierung
Der Begriff Normierung bezieht sich im Allgemeinen auf die Vereinheitlichung von Maßen, Verfahren und Methoden. Eine solche Vereinheitlichung stellt die Basis dar, um Phänomene messbar und beurteilbar zu machen. In der Medizin ist Normierung bzw. Standardisierung notwendig und geradezu essenziell, da Medizin eine angewandte Naturwissenschaft ist, d. h., auf naturwissenschaftlichen Erkenntnissen beruht.

Im Sinne des biomedizinischen Modells (→ Kapitel 2.2) wird Normierung benötigt, um Normabweichungen (d. h. Krankheiten) messen zu können. Denken Sie bspw. an die erhobenen Werte bei einer Blutuntersuchung. In einem solchen Laborprotokoll finden sich eine ganze Reihe von Parametern (Erythrozyten, Leukozyten, Thrombozyten, Hämoglobin etc.), die anhand von Referenzbereichen in pathologisch oder nicht pathologisch eingestuft werden können. Normierung dient demnach einer Orientierung und Vergleichbarkeit und ist zudem sinnvoll im Rahmen der Qualitätssicherung.

Dass definierte Normwerte durchaus umstritten sein bzw. einem Wandlungsprozess unterliegen können, zeigt das Beispiel des **Body-Mass-Index (BMI)**, der zur Diagnose von körperfettbedingtem Übergewicht und Untergewicht herangezogen wird. Es ist heute bekannt, dass ein relativ hohes Körpergewicht und damit ein hoher BMI nicht nur durch viel Körperfett bedingt sind. Auch viel Muskelmasse, eine höhere Knochendichte, stärkere Knochen- und Gelenkdurchmesser und andere Faktoren können einen hohen BMI verursachen. Die Grenzwerte für Normalgewichtigkeit wurden deshalb bspw. für Leistungssportler:innen oder auch Querschnittsgelähmte angepasst. Darüber hinaus stehen mittlerweile weitere Indizes zur Verfügung, die Rückschlüsse auf mögliche Gesundheitsrisiken erlauben. Mithilfe des Verhältnisses von Bauchumfang zur Körpergröße (**Waist-to-Height Ratio**) sind bspw. genauere Hinweise zum gesundheitlich bedenklichen Bauchfettanteil möglich. Dieses Verhältnis wird im Übrigen auch in der *NAKO Gesundheitsstudie* anstelle des BMIs verwendet.

Es geht im Zusammenhang mit Normierung jedoch nicht nur um die Abweichungen vom medizinisch definierten physischen Normalzustand; im Rahmen der **Pathologisierung** werden auch psychische und soziale Phänomene als krankhaft gedeutet. Hierzu zählen bestimmte Verhaltensweisen, Empfindungen, Wahrnehmungen, Gedanken, soziale Verhältnisse und zwischenmenschliche Beziehungen. Pathologisierung gilt dabei als

Teilaspekt der umfassender verstandenen **Medikalisierung** und beinhaltet insbesondere Störungen und Erkrankungen, die oftmals keine eindeutige Diagnose ermöglichen.

Gut zu wissen | Medikalisierung
Wenn medizinische Theorien und Modelle auf Zustände angewendet werden, die bis dahin nicht als medizinisches Problem angesehen und mit medizinischen Mitteln behandelt wurden, spricht man von Medikalisierung.

Medikalisierung ist eine Folge des medizinischen Fortschritts. Früher wurden bspw. Geburt, Pubertät, Schwangerschaft oder Alter als Etappen eines normalen Lebens betrachtet, um die sich die Medizin wenig kümmerte. Dem intensiven Engagement und der Entwicklung der modernen Medizin u. a. in diesen Bereichen ist es einerseits zu verdanken, dass sich die Volksgesundheit verbessert und unser Leben verlängert hat.

Am Beispiel der Pathologisierung der Wechseljahre der Frau wird jedoch andererseits auch die Kehrseite des Medizinfortschritts deutlich. Eine normale körperliche Umbruchphase der Frauen wurde als Normabweichung definiert (Hormonspiegelveränderungen, die zu dem Prozess gehören) und infolgedessen medikalisiert (Kolip 2000). So wurden Ende des letzten Jahrhunderts weltweit Frauen in den Wechseljahren mit Hormonen behandelt, um den erklärten „*Mangelzustand*“ durch die **Hormonersatztherapie** zu beseitigen. Von dieser umstrittenen Medikalisierungsstrategie rückte man erst im Zuge der ernüchternden Ergebnisse der großen **Women's-Health-Initiative** ab. Diese hatte gezeigt, dass mit der Hormonersatztherapie (HRT) mehr Schaden als Nutzen einhergeht (z. B. eine erhöhte Gefahr für Brustkrebs und kardiovaskuläre Erkrankungen) (Fisch 2015; Pedersen & Ottesen 2003).

Der Medizin des 20. Jahrhunderts ist es jedoch auch zuzuschreiben, dass das Verständnis für individuell zu betrachtende Patient:innen und Prognosen im Grunde verloren geht und biologische Abweichungen von der Normalität und ihre Beseitigung in den Vordergrund gestellt werden. Im Rahmen einer „*Überwachungsmedizin*“ (Armstrong 1995) galt und gilt es festzulegen, welche Untersuchungen und Messungen vollzogen und welche Ergebnisse dabei als nicht normal definiert werden. So ist es Routine, **Normalwerte** für das körperliche Wachstum von Kindern über Wachstumstabellen (Werte am Rand glockenförmiger Häufigkeitsverteilung werden als nicht normal klassifiziert) zu definieren oder diverse Parameter zu messen, die als **Risikofaktoren** für Erkrankungen gelten, die aber bei den meisten Menschen nicht eintreffen. Nicht zuletzt die bildgebenden Verfahren oder die Weiterentwicklung der Genetik ermöglichen es, mehr zu sehen und Abweichungen von Normwerten zu finden und zu behandeln.

Allen Begrifflichkeiten ist letztendlich gemein, dass dadurch viele Menschen für behandlungsbedürftig erklärt werden können, die sich bis dahin eventuell gesund fühlten.

2.7.2 Krankheitsklassifikationen

Gut zu wissen | Klassifikation
Unter Klassifikation wird im Allgemeinen die Einteilung oder Einordnung von durch bestimmte gemeinsame Merkmale charakterisierte Phänomene in ein nach Klassen gegliedertes System verstanden. Im diagnostischen Prozess werden bestimmte Merkmale oder Personen in diagnostische Klassen bzw. in Kategorien eines Klassifikationssystems eingeordnet (Wittchen & Lachner 1996).

Mithilfe von medizinischen Klassifikationssystemen erfolgt die internationale Verständigung über Fragestellungen von Krankheit, Gesundheit und Behinderung. Sie fördern die systematische Ordnung des medizinischen Wissens und dienen der Vergleichbarkeit der Forschung und der Einheitlichkeit von **Krankheitsstatistiken**. Im konkreten Fall ermöglichen Krankheitsklassifikationen sowohl den behandelnden Ärzt:innen als auch den Beschäftigten im Gesundheitswesen und dem Staat selbst eine standardisierte medizinische Dokumentation und Auswertung.

Welche Diagnosen werden Ihrer Einschätzung nach am häufigsten gestellt? In Krankenhäusern waren dies nach dem Klassifikationssystem im Jahr 2020 insgesamt:

1. Herzinsuffizienz,
2. Vorhofflimmern und Vorhofflattern,
3. psychische und Verhaltensstörungen durch Alkohol,
4. Hirninfarkt,
5. Cholelithiasis,
6. intrakranielle Verletzung (Verletzung des Gehirns) (Barmer 2021).

Die WHO gibt mit der **Internationalen Klassifikation der Krankheiten und verwandter Gesundheitsprobleme (ICD-11)** das wichtigste, weltweit gültige System heraus. Es entstand bereits Anfang des 20. Jahrhunderts und liegt seit dem 1. Januar 2022 in der aktuellen, elften Auflage vor (ICD-11, https://icd.who.int/en). In Deutschland wird aktuell noch die **ICD-10** (Version 2022) verwendet.

ICD-10-GM (German Modification)

Die ICD-10-GM bildet die Grundlage der **Krankenhaus-Diagnosestatistik** in Deutschland. Mithilfe der an die Erfordernisse des deutschen Gesundheitssystems angepassten Fassung erfolgt die Kodierung der Diagnosen stationärer und ambulanter Behandlungen (→ Tabelle 1). Sie ermöglicht dementsprechend die stationäre Abrechnung nach dem Vergütungssystem **G-DRG (German Diagnosis Related Groups)** oder die Abrechnung ambulanter Behandlungen nach **EBM (Einheitlicher Bewertungsmaßstab)**. Sie dient dabei der Schaffung von Transparenz und der Qualitätssicherung.

Die Anwendung der ICD-10-GM ist im Rahmen der gesetzlichen Krankenversicherung verpflichtend.

Kap.-Nr.	Codebereich	Klassentitel
I	A00–B99	bestimmte infektiöse und parasitäre Krankheiten
II	C00–D48	Neubildungen
III	D50–D89	Krankheiten des Blutes und der blutbildenden Organe sowie bestimmte Störungen mit Beteiligung des Immunsystems
IV	E00–E90	Endokrine, Ernährungs- und Stoffwechselkrankheiten
V	F00–F99	psychische und Verhaltensstörungen
VI	G00–G99	Krankheiten des Nervensystems
VII	H00–H59	Krankheiten des Auges und der Augenanhangsgebilde
VIII	H60–H95	Krankheiten des Ohres und des Warzenfortsatzes
IX	I00–I99	Krankheiten des Kreislaufsystems
X	J00–J99	Krankheiten des Atmungssystems
XI	K00–K93	Krankheiten des Verdauungssystems

XII	L00–L99	Krankheiten der Haut und der Unterhaut
XIII	M00–M99	Krankheiten des Muskel-Skelett-Systems und des Bindegewebes
XIV	N00–N99	Krankheiten des Urogenitalsystems
XV	O00–O99	Schwangerschaft, Geburt und Wochenbett
XVI	P00–P96	bestimmte Zustände, die ihren Ursprung in der Perinatalperiode haben
XVII	Q00–Q99	angeborene Fehlbildungen, Deformitäten und Chromosomenanomalien
XVIII	R00–R99	Symptome und abnorme klinische und Laborbefunde, die anderenorts nicht klassifiziert sind
XIX	S00–T98	Verletzungen, Vergiftungen und bestimmte andere Folgen äußerer Ursachen
XX	V01–Y98	äußere Ursachen von Morbidität und Mortalität
XXI	Z00–Z99	Faktoren, die den Gesundheitszustand beeinflussen und zur Inanspruchnahme des Gesundheitswesens führen
XXII	U00–U99	Schlüsselnummern für besondere Zwecke

Tabelle 1: Systematik der ICD-10-GM (Quelle: Bundesinstitut für Arzneimittel und Medizinprodukte 2022)

Hinzu kommen weitere Klassifikationssysteme wie das ICD-0-3 und das ICF.

ICD-O-3

Die Internationale Klassifikation für die Onkologie (ICD-O-3), als Spezialausgabe der ICD-10, wird in den Krebsregistern für die Dokumentation von Tumoren verwendet.

ICF (International Classification of Functioning, Disability and Health)

Die ICF stellt eine einheitliche und standardisierte Klassifizierung dar, um funktionale Gesundheitszustände, Behinderung, soziale Beeinträchtigung und relevante Umgebungsfaktoren eines Menschen zu beschreiben. Die ICF bindet dabei systematisch die biopsychosozialen Aspekte von Krankheitsfolgen unter Berücksichtigung der Kontextfaktoren ein und hat seit ihrer Einführung 2001 zu einer besseren Verständigung der Professionen, insbesondere in der → Rehabilitation, geführt.

Webtipp [30] | Im Auftrag des Bundesministeriums für Gesundheit gibt das Deutsche Institut für Medizinische Dokumentation und Information (DIMDI) die amtlichen medizinischen Klassifikationen heraus. Auf der Internetpräsenz finden sich u. a. ausführliche Informationen und Auflistungen der ICD-10-Klassifikationssysteme:
http://s.narr.digital/lkmwm

Webtipp [31] | Auch das Klassifikationssystem ICD-O-3 wird vorgestellt:
http://s.narr.digital/gq1p0

Webtipp [32] | Informationen zur Anwendung der ICF in Deutschland finden Sie unter:
http://s.narr.digital/3f6v8

Webtipp [33] | Psychiatrische Diagnosen werden mittels des DSM-5 klassifiziert:
http://s.narr.digital/kfb9c

Webtipp [34] | Siehe außerdem hierzu die Website der World Health Organization:
http://s.narr.digital/8h3ej

* Zusammenfassung

Gesundheit und Krankheit können vielfältig und in Abhängigkeit von der Perspektive bzw. Schwerpunktlegung insbesondere als dichotom oder als Pole eines Kontinuums betrachtet werden. Entsprechend einer pathogenetischen oder salutogenetischen Sichtweise handelt es sich bei den komplexen Phänomenen um Zustände oder Prozesse, die durch Krankheits- oder Gesundheitsmodelle beschrieben werden.

Krankheitsmodelle wie das biomedizinische Modell konzentrieren sich v. a. auf die Erkrankung oder die Faktoren, welche die Wahrscheinlichkeit des Auftretens einer Krankheit erhöhen, wie das Risikofaktorenmodell. Das biopsychosoziale Modell nimmt als ein weiteres Konzept bereits eine ganzheitlichere Sichtweise ein, die biologische, psychologische und soziale Faktoren im Zusammenspiel sieht.

Im Rahmen der → Salutogenese rücken dagegen Faktoren in den Fokus, die zur Entstehung und Erhaltung von Gesundheit führen. Die wesentlichen Elemente des salutogenetischen Modells sind Stressoren, Widerstandsressourcen und das Kohärenzgefühl.

Auch die persönlichen Auffassungen von Gesundheit werden wissenschaftlich untersucht und unter dem Begriff der subjektiven Gesundheitskonzepte (Laienkonzepte) zusammengefasst.

Dass in der klassischen Medizin nach wie vor ein dichotomes Verständnis und die Definition von Krankheit als Abweichung vom Normalzustand fortbesteht, sollen die Erläuterungen am Ende des Kapitels zu Normen und Klassifikationen deutlich gemacht haben.

✎ Aufgaben zur Selbstüberprüfung

1. Worin unterscheidet sich eine pathogenetische von einer salutogenetischen Perspektive bei der Betrachtung von Krankheit und Gesundheit?
2. Was versteht Antonovsky unter Kohärenzsinn?
3. Was bedeutet Pathologisierung? Überlegen Sie sich ein Beispiel.

Zusatzmaterial | Lösungen und weitere Wissensaufgaben finden Sie unter *http://s.narr.digital/1pggp.*

3 Prävention und Gesundheitsförderung

Überblick | In diesem Kapitel lernen Sie ...

- zwischen der klassischen Prävention und der Gesundheitsförderung zu differenzieren,
- die zentralen Präventionsstrategien und Maßnahmen zur Gesundheitsförderung zu identifizieren,
- verhaltens- und verhältnisbezogene Strategien zu unterscheiden.

3.1 Prävention

Prävention bedeutet *„zuvorkommen"* (von Lat. *„praeventio"*). Entsprechend ist die Strategie einfach beschrieben: Risikofaktoren bestimmter Krankheiten gilt es zu vermindern oder daran beteiligte Faktoren so zu beeinflussen, dass die Anfälligkeit für eine Erkrankung deutlich verringert wird. Erinnern Sie sich an die Beispiele aus dem ersten Kapitel. John Snow hatte die Cholera-Erreger in einer Wasserpumpe in der Broad Street in London als Krankheitsherd identifiziert. Das Schließen der Pumpe verhinderte eine weitere Ausbreitung der Erkrankung. Diese Form der → Prävention nennen wir **Primärprävention.**

Gut zu wissen | Primärprävention
In der Primärprävention geht es darum, Krankheiten zu vermeiden und zu verhindern, bevor diese auftreten.

Der *„Schadensfall"* soll verhindert oder deutlich verzögert werden. Die Verhütung der Krankheiten steht also an erster Stelle. Sie kennen weitere Strategien, wie z. B. Schutzimpfungen oder Händedesinfektion, ebenfalls aus dem ersten Kapitel. Unser Arbeitsschutz baut auch auf einer primärpräventiven Strategie auf. Fallen Ihnen weitere **Präventionsmaßnahmen** ein? Denken Sie an Dinge, die Sie vielleicht sogar im Alltag bereits wie selbstverständlich integriert haben, die aber gesundheitlichen Schaden von Ihnen abwenden sollen. Wie ist es mit der Anschnallpflicht im Auto? Rauchen in öffentlichen Einrichtungen oder Restaurants und Kneipen? Können Sie Ihr Leitungswasser unbedenklich trinken? Haben Sie Ihren Arbeitsplatz bzw. den Schreibtisch zu Hause nach ergonomischen Richtlinien eingerichtet? Denken Sie an die Abstandsregeln und Maskenpflicht im Rahmen der Coronapandemie. Die Liste der alltäglichen präventiven Maßnahmen, die uns umgeben, könnten wir noch fortsetzen. Es sollte aber bereits anhand der wenigen Beispiele deutlich geworden sein, dass viele Strategien so stark in unseren Alltag integriert sind, dass wir diese oft schon nicht mehr wahrnehmen.

Ganze Kampagnen bauen im Übrigen auf dieser Strategie auf. Die Kampagne „*Gib AIDS keine Chance*" der BZgA (www.gib-aids-keine-chance.de) setzt hier ebenso an, wie die Safer-Sex-Kampagne, die nicht nur eine HIV-Übertragung, sondern auch die Verbreitung der anderen sexuell übertragbaren Erkrankungen (STD) durch Gesundheitsinformation und → Aufklärung verhindern wollen.

Hingegen wird mit der **Sekundärprävention**, die oft (und leider bei einigen Maßnahmen fälschlicherweise) auch als Vorsorge bezeichnet wird, eine Früherkennung von Krankheiten verfolgt. Wir haben hier eine andere Zielperspektive.

Gut zu wissen | Sekundärprävention
In der Sekundärprävention geht es darum, eine bereits vorhandene Erkrankung so früh wie möglich zu erkennen oder bestehende Risikofaktoren für eine Krankheit zu identifizieren und abzubauen.

Dies bietet bei einer Vielzahl von Erkrankungen die Möglichkeit, in einem frühestmöglichen Krankheitsstadium dem weiteren Verlauf entgegenzuwirken (z. B. Bluthochdruck und hohes Cholesterin als Risikofaktoren für eine koronare Herzerkrankung). Durch die **frühe Erkennung** soll zusätzlich die Chance auf eine Heilung verbessert werden (z. B. bei Krebserkrankungen). Hier hält unser Gesundheitssystem viele Maßnahmen bereit. Neben den Kinder- und Jugendvorsorgeuntersuchungen, den U1–11- und J1- und J2-Untersuchungen (gemäß § 26 SGB V) sowie der Schwangerenvorsorge existieren weitere Früherkennungsmaßnahmen, die gesetzlich verankert sind.

Untersuchung	Alterszielgruppe		Wiederholungsintervall	im Angebot seit
	Mann	Frau		
Untersuchung zur Früherkennung von Krebserkrankungen beim Mann	ab 45 Jahre	nein	jährlich	1971
Untersuchung zur Früherkennung von Krankheiten („*Checkup 35*“)	ab 35 Jahre	ab 35 Jahre	alle 2 Jahre	1989
Untersuchung auf Blut im Stuhl (Hämokkult)	ab 50 Jahre	ab 50 Jahre	50–55Jahre: jährlich ab 55 Jahre: alle 2 Jahre	1994
Beratung zur Früherkennung des kolorektalen Karzinoms	ab 55 Jahre	ab 55 Jahre		2002
koloskopischer Komplex (Totale Koloskopie)	ab 55 Jahre	ab 55 Jahre	alle 10 Jahre	2002
Früherkennungsuntersuchung auf Hautkrebs	ab 35 Jahre	ab 35 Jahre	alle 2 Jahre	7/2008
Zuschlag zur Gebührenordnungsposition 01732 für Hautkrebs	ab 35 Jahre	ab 35 Jahre	alle 2 Jahre	7/2008

Tabelle 2: Derzeitiges Angebot an relevanten Früherkennungsuntersuchungen für gesetzlich Versicherte (außer Kinder-, Jugend- und Schwangerschaftsvorsorgen sowie frauenspezifische Untersuchungen) (Quelle: in Anlehnung an KBV 2021)

Im Rahmen der gynäkologischen Früherkennungsuntersuchung des Gebärmutterhalses können Frauen bereits ab 20 Jahre jährlich diese Form der Prävention kennenlernen. In Abhängigkeit von dem **Erkrankungsrisiko** (z. B. Alter) sind Früherkennungsuntersuchungen gesetzlich verankert und Bestandteil der Leistungen der gesetzlichen Krankenversicherung, wie aus → Tabelle 2 ersichtlich wird.

Die dritte Form der Prävention ist die **Tertiärprävention**.

Gut zu wissen | Tertiärprävention
Die Tertiärprävention verfolgt einerseits das Ziel, die Verschlechterung bereits existierender Erkrankungen zu verhindern. Andererseits sollen mit Maßnahmen der Tertiärprävention Folge- und/oder Begleiterkrankungen verhindert oder abgemildert werden und eine Wiedereingliederung nach einer Erkrankung durch rehabilitative Maßnahmen unterstützt werden.

Es geht um die Abwendung der sozialen Folgen einer Erkrankung. Für Menschen nach einem schweren Schlaganfall kann die berufliche Wiedereingliederung ein wichtiges Ziel sein, gegebenenfalls mit einer beruflichen Umschulungsmaßnahme. Neben der Abmilderung der sozialen Folgen einer Erkrankung ist ein bedeutender Eckpunkt der tertiären **Rehabilitation**, die **Lebensqualität** zu fördern (→ Kapitel 6.5.3).

3.2 Gesundheitsförderung

Die Gesundheitsförderung hebt sich mit ihren Strategien und Maßnahmen von der Prävention ab. Der Schwerpunkt liegt auf einer Veränderung und **Unterstützung des individuellen, gesundheitsförderlichen Verhaltens**. Das Konzept der → Gesundheitsförderung steht in einem unmittelbaren Zusammenhang zur → Ottawa-Charta der WHO (1986). Die Konferenz gilt quasi als Geburtsstunde der Gesundheitsförderung. Ihr vorausgegangen war die Alma-Ata-Konferenz am 12. September 1978, auf der die Expert:innen v. a. zur Bekämpfung der *„schwerwiegenden Ungleichheiten in Bezug auf den Gesundheitszustand der Menschen"* (WHO 1978) aufriefen und den herrschenden Zustand als untragbar bezeichnet haben. In der **Alma-Ata-Erklärung** wird darauf näher eingegangen.

Gut zu wissen | Gesundheitsförderung gemäß der Ottawa-Charta
„Gesundheitsförderung zielt auf einen Prozess, allen Menschen ein höheres Maß an Selbstbestimmung über ihre Gesundheit zu ermöglichen und sie damit zur Stärkung ihrer Gesundheit zu befähigen" (WHO 1986).

Scheint mit der Definition zunächst der Fokus auf das Individuum und sein Verhalten gelegt zu werden, offenbart die Charta bei näherem Hinsehen eine deutlich größere Reichweite und hebt sich mit ihrem Grundverständnis auch stark von der risikoorientierten, biomedizinisch geprägten Prävention ab.

Das Konzept der Gesundheitsförderung nimmt eine salutogenetische Perspektive ein und orientiert sich damit eher an den Aspekten, die Menschen gesund halten oder die Gesundheit wiederherstellen (→ Kapitel 2). Mit dem → Empowerment-Ansatz werden die Ressourcen und Potenziale der Menschen ins Zentrum gerückt. Dadurch sollen Menschen befähigt werden, *„ihr größtmögliches Gesundheitspotenzial zu verwirklichen“* (WHO 1986). Um dies zu bewerkstelligen, soll es Menschen ermöglicht werden, Entscheidungen in Bezug auf ihre Gesundheit mitzubestimmen und auf Faktoren, die ihre Gesundheit beeinflussen, Einfluss zu nehmen. **Gesundheitskonferenzen** auf kommunaler Ebene oder auch **Gesundheitszirkel** in Betrieben stellen gute Beispiele dar, wie dies mittlerweile umgesetzt wird. Damit wird ein weiterer wichtiger Kerngedanke beleuchtet, die → Partizipation (Beteiligung). Alle Betroffenen und Beteiligten sollen teilhaben. Die Selbsthilfe findet mit diesem Ansatz ebenfalls zentrale Berücksichtigung.

Dabei richtet sich die → Gesundheitsförderung an Menschen in allen Lebenslagen (→ Kapitel 4). Sie ist nicht nur lebenswelt-, sondern auch alltags- und umweltorientiert und verfolgt das Ziel, **soziale Gerechtigkeit** zu fördern und damit sozialkompensatorisch zu wirken.

Eine klare **Zielgruppenspezifität** (geschlechts-, alters-, kulturspezifisch) bei der Ausrichtung der Maßnahmen stellt einen weiteren Kern dar. Der Ansatz bezieht sowohl verhaltensbezogene als auch verhältnisbezogene Maßnahmen mit ein, worauf wir nachfolgend in → Kapitel 3.3.1 und → Kapitel 3.3.2 eingehen werden.

Um diese vielen Aspekte auch umzusetzen, ist die Politik aufgerufen, über die einzelnen Sektoren hinaus gemeinsame Strategien zur Umsetzung zu entwickeln. Die Politik muss also multisektoral ausgerichtet sein. Als Kernstrategie nutzt die Gesundheitsförderung den Zugang über sogenannte Settings (→ Kapitel 3.3).

In der → Ottawa-Charta (WHO 1986) wurden wichtige Handlungsstrategien formuliert. Diese lauten:

- Anwaltschaft für Gesundheit („*advocacy*“ – Interessen vertreten),
- Befähigen und Ermöglichen („*enable*“ – Kompetenzförderung und → Empowerment),

- Vermitteln und Vernetzen („*mediate*" – aktive, dauerhafte Kooperation zwischen allen Akteuren).

Neben diesen Handlungsstrategien werden Handlungsfelder aufgeführt, die darauf abzielen, eine **gesundheitsförderliche Gesamtpolitik** zu gestalten, gesundheitsförderliche Lebensumwelten zu schaffen, die Gesundheitsdienste neu zu orientieren, gesundheitsbezogene Gemeinschaftsaktionen zu unterstützen und auf der individuellen Ebene die persönlichen Kompetenzen zu entwickeln. Diese fünf wichtigen Felder werden auch als **Mehrebenenmodell der Gesundheitsförderung** bezeichnet, das nachfolgend in → Abb. 10 dargestellt wird (Waller 2002).

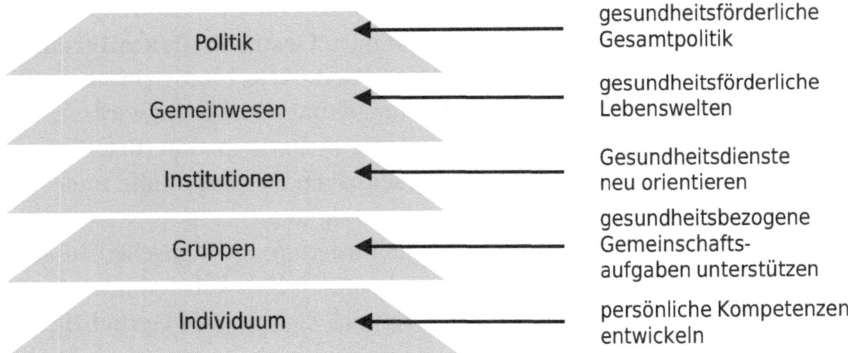

Abb. 10: Mehrebenenmodell der Gesundheitsförderung (Quelle: in Anlehnung an Kaba-Schönstein 2018; modifiziert nach Göpel o. J.)

Webtipp [35] | Die beiden hier genannten Konferenzen sind nicht die einzigen, die seitens der WHO durchgeführt wurden. Informieren Sie sich auf der Website der WHO. Eine wichtige online verfügbare Publikation stellen die *Leitbegriffe der Gesundheitsförderung* dar, die 2011 von der BZgA in einer Neuausgabe publiziert und herausgegeben wurden: *http://s.narr.digital/gc9fv*

Webtipp [36] | Einen sehr guten Überblick gibt auch die Seite der gesundheitsfördernden Hochschulen in der Rubrik Basiswissen: *http://s.narr.digital/5j0aq*

Webtipp [37] | Eindrücke der Ottawa-Konferenz können Sie sich unter dem folgenden Link ansehen:
http://s.narr.digital/2p0v1

3.3 Wichtige Strategien und Anwendungsfelder

Prävention und Gesundheitsförderung ergänzen sich gut und werden in der Regel vor Ort kombiniert. Schauen wir auf die wichtigsten Strategien und Anwendungsfelder. Sowohl die klassischen primärpräventiven Ansätze als auch die Maßnahmen der Gesundheitsförderung verfolgen dabei zwei sehr unterschiedliche Ansätze: den Ansatz, gesundheitsriskantes Verhalten von Menschen abzubauen oder die Verhältnisse, in denen Menschen leben, gesundheitsförderlich zu gestalten. Einmal wird also am Verhalten angesetzt, das andere Mal an der Umgebung, in der ein Mensch lebt und sich aufhält.

3.3.1 Verhaltensprävention

Gut zu wissen | Verhaltensprävention
Unter Verhaltensprävention verstehen wir jene Ansätze, die das individuelle Verhalten einer Person ins Zentrum rücken und auf die Veränderungen des gesundheitsschädlichen Verhaltens einer Person abzielen (z. B. Rauchen).

Dieses gesundheitsschädliche Verhalten (**Risikoverhalten**), wie z. B. Rauchen von Jugendlichen, soll durch verhaltenspräventive Maßnahmen verändert bzw. dahingehend unterstützt werden, dass sie nicht anfangen zu rauchen. Die Personen sollen z. B. durch Gesundheitsbildung, -aufklärung, Gesundheitserziehung und Information motiviert werden, ihr Verhalten zu verändern. Gemeinsam mit der **Gesundheitsarbeit und -selbsthilfe** wie auch der Präventivmedizin und dem Gesundheitstraining sind dies bewährte Methoden der → Gesundheitsförderung und → Prävention (Waller 2006).

Kurz gefasst | Rauchverhalten von Kindern und Jugendlichen
Aus einer Public-Health-Sicht ist die Bekämpfung des Rauchens für die Bevölkerungsgesundheit von hoher Bedeutung. Rauchen zählt zu den bedeutsamsten gesundheitlichen Risikofaktoren. Die Studie *Health Behaviour in School-aged Children (HBSC)* aus den Jahren 2001/02 zeigt, dass die Raucherquote von Jugendlichen in Deutschland im internationalen Vergleich verhältnismäßig hoch ist. In den meisten europäischen Ländern rauchen Jugendliche weniger als in Deutschland (Deutsches Krebsforschungszentrum – DKFZ 2008).

Wie können Sie sich das nun konkret vorstellen? Bleiben wir bei dem Beispiel des Rauchverhaltens von Kindern und Jugendlichen. Durch gezielte **Gesundheitsbildung** in Schulen soll, mithilfe speziell für diese Zielgruppe entwickelter Maßnahmen, die Motivation zum Einstieg minimiert sowie durch gezielte → Aufklärung und Gesundheitsbildung die Motivation zur Aufgabe des Rauchens gefördert werden. Innerhalb ihrer Peer-Gruppen (Bezugsgruppen bzw. Cliquen) wird riskantes Verhalten (bspw. Mutproben) durch den Wunsch, das Gruppenzugehörigkeitsgefühl aufrechtzuerhalten, unterstützt. Kinder und Jugendliche stellen dadurch eine besonders vulnerable (gefährdete) Gruppe dar und neigen dazu, Verhaltensweisen, die in einer Gruppe überwiegen, anzunehmen. Kampagnen wie „*Be Smart – Don't Start*" der BZgA berücksichtigen dieses Gruppengefüge in der Ausgestaltung der Strategie, indem:

1. das Setting Schule gewählt wird, also ein Ort, an dem die Zielgruppe gemeinsam lernt und viel Zeit miteinander verbringt,
2. die Schulklasse als eine wichtige soziale Einheit gesehen wird, in der – im Setting Schule – Gesundheit gestaltet und gefördert werden kann,
3. ein Wettbewerb (Belohnung) integriert wird, der alle zum gemeinschaftlichen Handeln anregen soll. Das Ziel, rauchfreie Schulklassen, wird über einen bundesweiten Wettbewerb organisiert,
4. Klassenstufen adressiert werden, die besonders gefährdet sind, das Rauchen anzufangen (Klassen sechs bis acht).

Der Verbreitungsgrad dieses Wettbewerbs in Deutschland ist beachtlich. Für den Wettbewerb 2020/21 hatten sich 6290 Klassen angemeldet (Stand Juli 2021, BZgA 2021). Allerdings gibt es Hinweise, dass die Wirksamkeit der rauchfreien Klassen mit dem integrierten Belohnungssystem nicht hoch ist und damit das Ziel, langfristige Anreize zum Nichteinstieg zu schaffen, nicht erreicht wird (Johnston et al. 2012). Was sagt uns das? Dass **verhaltensbezogene Maßnahmen** sehr komplex sind und viele Faktoren davon abhängen, ob sie wirken oder nicht (→ Kapitel 3.3 sowie → Kapitel 5).

Da Männer und Frauen Maßnahmen der Gesundheitsförderung und Prävention ganz unterschiedlich in Anspruch nehmen, gilt es auch hier auf die jeweiligen Zielgruppen abgestimmte, geschlechtersensible Maßnahmen zu gestalten. Männer z. B. nehmen deutlich seltener als Frauen Angebote zur Entspannung in Anspruch (Jordan & von der Lippe 2012). Durch eine unterschiedliche Konzeption der Maßnahmen (z. B. nur für Männer, männergerechte Ansprache, keine weibliche Kursleiterin) könnte eine höhere Beteiligung bei den verhaltensbezogenen Maßnahmen seitens der Männer erreicht werden.

Das Angebot verhaltensbezogener Maßnahmen ist groß. Für die Bereiche Ernährung, körperliche Bewegung, Rauchen und Entspannung bietet das Sozialgesetzbuch V (§ 20) eine Grundlage zur **Förderung des individuellen Gesundheitsverhaltens** über die gesetzliche Krankenversicherung. Bedeutsame Risiken der bevölkerungsbezogenen Krankheiten wie Übergewicht, psychische und Herz-Kreislauf-Erkrankungen werden damit adressiert. Für Erwachsene werden diese Angebote z. B. durch die Kassen, Volkshochschulen, Sportvereine, Fitnessstudios und Betriebe angeboten.

Webtipp [38] | Zur Kampagne der Bundeszentrale für gesundheitliche Aufklärung geht es hier:
http://s.narr.digital/gs7m2

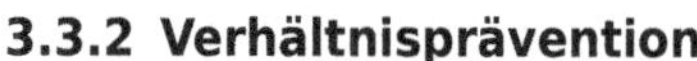

3.3.2 Verhältnisprävention

Gut zu wissen | Verhältnisprävention
Im Gegensatz zur Verhaltensprävention zielen Maßnahmen der Verhältnisprävention „*auf die Kontrolle, Reduzierung oder Beseitigung von Gesundheitsrisiken in den Umwelt- und Lebensbedingungen und werden in der Regel durch staatliche Maßnahmen auf der Basis von Gesetzen und Verordnungen durchgeführt*“ (Waller 2006, S. 195).

Verhältnisprävention ist also offenkundig v. a. Politik. Überlegen Sie einen Moment, welche Beispiele Sie hier zuordnen können? Zu Beginn des Kapitels waren schon eine Reihe aufgezählt worden.

Während das Beispiel *„Be Smart – Don't Start"* für die Beeinflussung des Verhaltens steht, ist das **Nichtraucherschutzgesetz** ein sehr gutes Beispiel für die Veränderungen der Lebens- und Arbeitsbedingungen, in denen Menschen sich aufhalten und für die wir die gesundheitlichen Risiken durch Gesetze minimieren können. Bleiben wir also beim Beispiel Rauchen und schauen uns die Details der Verhältnispräventionsmaßnahmen an. Das Gesetz zum Schutz vor den Gefahren des Passivrauchens (NRauchSchG), das im September 2007 in Kraft getreten ist, umfasst ein Rauchverbot in Gaststätten, Einrichtungen des Bundes, Schulen, Krankenhäusern, Einrichtungen der Kinder- und Jugendhilfe, Hochschulen, Sporteinrichtungen etc.

Faktisch können Raucher:innen an diesen Orten nicht mehr rauchen. Dies betrifft auch den öffentlichen Personenverkehr und die Bahnhöfe. Hier greift das **Bundesnichtraucherschutzgesetz (BNichtrSchG)**, dass das Rauchverbot auf diese Bereiche erweitert. War Rauchen bis zum Inkrafttreten dieser Gesetze in den genannten Orten uneingeschränkt möglich, ist es heute nur noch an wenigen und dann auch nur sehr kontrollierten Stellen erlaubt (z. B. in extra dafür abgegrenzten Bereichen wie Raucherräume in Flughäfen). Können Sie sich vorstellen, in einem Zug zu sitzen, in dem in der Hälfte des Großraums geraucht werden darf, lediglich getrennt durch eine durchlässige Glasscheibe? Wie wäre es für Sie, wenn Ihre Kolleg:innen am Arbeitsplatz rauchen, Sie aber selbst nicht rauchen? Wenn Sie in andere Länder reisen, in denen diese Verbote nicht existieren, können Sie eine *„Geruchsprobe"* der Nikotin-Exposition nehmen und realisieren vermutlich dadurch, wie stark diese Gesetze unsere Lebensumwelt verändert haben. Sind Sie Raucher:in? Selbst dann genießen Sie vermutlich die Rauchfreiheit in den genannten Orten.

Durch die Einschränkung des Tabakwarenkaufs mit der **Anhebung des erforderlichen Alters** auf 18 Jahre und veränderten Zugriffsmöglichkeiten bei Zigarettenautomaten wurde eine weitere wichtige Säule der Verhältnisprävention eingeführt. Der Zugang wurde dadurch für Unter-18-Jährige drastisch eingeschränkt. Diese Strategien haben in der Summe Erfolg: Sie greifen sehr elementar in das Lebens- und Arbeitsumfeld ein und erreichen damit sehr solide einen hohen Bevölkerungsanteil. Hält man sich nicht an die Gesetze, so drohen entsprechende Strafen, wie z. B. Bußgelder. Dieses

Prinzip kennen wir auch bei anderen gesetzlich verordneten Maßnahmen wie etwa der Anschnallpflicht.

Die Palette der Maßnahmen in diesem Kontext ist reichhaltig. Viele nehmen wir im Alltag gar nicht bewusst war, denn sie kommen u. a. aus den Bereichen des **Umweltschutzes**, des **Arbeitsschutzes** und des **Verbraucherschutzes**. Die Maßnahmen kommen aus allen gesellschaftlichen Bereichen, die eine Relevanz für die Gesundheit aufweisen, und das sind nahezu alle (Waller 2006).

Webtipp [39] | Das Nichtraucherschutzgesetz im Wortlaut finden Sie hier:
http://s.narr.digital/f2hgd

Webtipp [40] | Der Arbeitsschutz zum Heben und Tragen von Lasten während der beruflichen Tätigkeiten ist hier nachzulesen:
http://s.narr.digital/vd7oc

Webtipp [41] | Informationen zur Ergonomie in Krankenhaus und Klinik und zur guten Praxis in der Rückenprävention finden Sie unter:
http://s.narr.digital/thhvm

3.3.3 Setting

Der Setting-Begriff wurde, das haben Sie bereits im Kontext der → Ottawa-Charta erfahren, im Zusammenhang mit der Gesundheitsförderung besonders hervorgehoben.

Gut zu wissen | Setting
Ein Setting ist „*ein Sozialzusammenhang, in dem Menschen sich im Alltag aufhalten und der Einfluss auf ihre Gesundheit hat*“ (Hartung & Rosenbrock 2022).

Die soziale Zugehörigkeit ist den Angehörigen eines Settings in der Regel bewusst, denn es sind beständige formale Organisationsformen, wie z. B. in Schulen, Betrieben, Kindertagesstätten, Gefängnissen oder auch regional abgegrenzten Orten wie Kommunen, Städten oder Stadtteilen (ebenda).

Des Weiteren ist der **soziale Zusammenhalt** in den Settings durch gemeinsame Werte oder Vorlieben und eine ähnliche Lebenslage der Mitglieder geprägt. Settings sind für die → Gesundheitsförderung und → Prävention insofern sehr interessant, da wir Gesundheit hier gestalten können.

An den vorangestellten Beispielen des Rauchverbotes in öffentlichen Einrichtungen und Betrieben können wir den → Setting-Ansatz gut nachvollziehen. Ein gesundheitsschädliches Verhalten wird für alle Mitglieder untersagt und dadurch im positiven Sinn Einfluss auf die Gesundheit genommen. Das geht auch in umgekehrter Richtung. Wird der Arbeitsschutz in einem Betrieb nicht eingehalten (z. B. fehlender Schutz vor gesundheitsschädlichen Substanzen), können alle Beschäftigten gesundheitlichen Schaden nehmen.

Die **Lebenswelt der Menschen** wird mit dem Setting-Ansatz ins Zentrum gerückt. Rahmenbedingungen, unter denen Menschen *„leben, lernen, arbeiten und konsumieren"* (Hartung & Rosenbrock 2022) werden dadurch in den Blick genommen. Gesundheitsförderung und Prävention in Settings sind ebenfalls als Leistungen der GKV im **Sozialgesetzbuch V** verankert.

3.3.4 Politisches Handeln und Zielgruppenspezifität

Lassen Sie uns zum Schluss des Kapitels nochmals auf einen für die Gesundheitsförderung und Prävention sehr wichtigen Aspekt schauen: die Zielgruppenspezifität. Sie haben darüber bereits einiges erfahren.

Die Adressat:innen der Maßnahmen unterscheiden sich in der Regel hinsichtlich ihres Geschlechts, ihres Alters, ihres Bildungsstands, ihrer Kulturzugehörigkeit und den Erfahrungen mit dem **Gesundheitssystem**. Aus der gesundheitswissenschaftlichen Forschung und der Gesundheitsberichterstattung wissen wir, dass diese sozialen Determinanten Einfluss auf die Inanspruchnahme haben (→ Kapitel 4). Sozialepidemiolog:innen wie Michael Marmot zeigen, wie stark Gesundheit von diesen Faktoren abhängt. Sie zeigen auch, dass die Inanspruchnahme von Gesundheitsdienstleistungen davon beeinflusst wird. Menschen der unteren **Bildungsschichten** werden von Präventionsmaßnahmen und Gesundheitsförderung deutlich schlechter erreicht als Personen aus den mittleren und oberen Bildungsschichten und für die Geschlechter gibt es auch deutliche Unterschiede. Männer nehmen Maßnahmen seltener in Anspruch als Frauen (Jordan & von der Lippe 2012). Da diese Gruppen ein höheres Risiko haben, früher zu versterben, könnten sie theoretisch von den Angeboten gesundheitlich besonders profitieren. Aus diesem Grund resümieren Jordan und von der Lippe: „*Weitere Anstrengungen sind nötig, um Bevölkerungsgruppen mit geringer Beteiligung zu erreichen*" (Jordan & von der Lippe 2013).

Seit dem 1. Januar 2016 wird durch das **Präventionsgesetz (PrävG)** u. a. ein Beitrag zum Abbau „*sozial bedingter und geschlechtsbezogener Ungleichheit von Gesundheitschancen*" geleistet (§ 20 SGB V). Die Einführung dieses Gesetzes hat sich über viele Jahren und Legislaturperioden hingezogen. Die Krankenkassen spielen bei der Umsetzung eine große Rolle. Mit dem Gesetz müssen sie insgesamt 7 € pro Kalenderjahr und Versicherten für die → Gesundheitsförderung aufbringen. Hiervon entfallen jeweils 2 € auf die Gesundheitsförderung in Lebenswelten und den Betrieben (Gerlinger 2021).

Webtipp [42] | Sie wollen Näheres über die Ausgaben und Leistungen der Krankenkassen zur Prävention und Gesundheitsförderung wissen? Der jährliche Präventionsbericht der Kassen, der vom GKV-Spitzenverband herausgegeben wird, gibt dazu Auskunft: *http://s.narr.digital/358fm*

* Zusammenfassung

Prävention und Gesundheitsförderung haben unterschiedliche Zielperspektiven. Während die Prävention Krankheit durch die Minimierung der Gesundheitsrisiken reduzieren oder zumindest eindämmen will, setzt die Strategie der Gesundheitsförderung auf die Förderung der Ressourcen, um Gesundheit zu stärken. Die Methoden und Strategien sind z. B. den Bereichen der → Gesundheitsaufklärung und -beratung, der Gesundheitserziehung und -bildung und der Gesundheitsarbeit entnommen. Zwei zentrale Vorgehensweisen lassen sich unterscheiden: Ansätze, die auf die Veränderung des Verhaltens setzen (Verhaltensbezug), oder solche, die auf eine Veränderung der Verhältnisse abzielen (Verhältnisbezug), in denen sich die Zielgruppen überwiegend aufhalten. In diesem Zusammenhang hat der → Setting-Ansatz eine hohe Relevanz, der in der → Ottawa-Charta als ein wichtiger Zugang beschrieben wird. Eine Herausforderung liegt in der zielgruppenspezifischen Gestaltung der Maßnahmen, damit diese auch erreicht werden. Der Ansatz der → Partizipation, also die Einbeziehung der jeweiligen Adressat:innen bei der Gestaltung und Umsetzung der Maßnahmen, ist ebenfalls für den Erfolg von Bedeutung. Seit 2016 wurde mit dem Präventionsgesetz eine weitere gesetzliche Grundlage zur Stärkung der → Prävention und → Gesundheitsförderung geschaffen.

✎ Aufgaben zur Selbstüberprüfung

1. Benennen Sie die zentralen Unterschiede zwischen Prävention und Gesundheitsförderung!
2. Welches sind bewährte Methoden der Gesundheitsförderung?
3. Worin besteht der Unterschied zwischen den verhaltens- und den verhältnisbezogenen Ansätzen?

Zusatzmaterial | Lösungen und weitere Wissensaufgaben finden Sie unter
http://s.narr.digital/1pggp.

4 Gesellschaft und Gesundheit – Gesellschaftliche, soziale und kulturelle Rahmenbedingungen von Gesundheit und Krankheit

Überblick | In diesem Kapitel lernen Sie ...

- die sozialen Rahmenbedingungen von Gesundheit zu benennen und einzuordnen,
- unterschiedliche Modelle und Theorien zur Beschreibung der Ungleichheit in der Gesellschaft zu verstehen,
- soziale Ressourcen für die Gesundheit abzuleiten und die Determinanten sozialer und gesundheitlicher Ungleichheit zu bestimmen.

4.1 Wofür brauchen wir eine Betrachtung der Sozialstruktur der Gesellschaft?

Im ersten Kapitel haben wir bei der Industrialisierung angesetzt und diese in einen Zusammenhang mit den veränderten Anforderungen an die öffentliche Gesundheit gestellt. Die Industrialisierung wird auch in diesem Kapitel eine gute Ausgangbasis darstellen, denn es geht darum, fortschreitende gesellschaftliche und kulturelle Veränderungsprozesse sichtbar zu machen und im Hinblick auf gesellschaftliche wie gesundheitliche Ungleichheitsprozesse zu beleuchten.

Um sich dem anzunähern, ist ein kurzer Ausflug in die Grundprinzipien der **Sozialstrukturanalyse** notwendig. Wir leben in Deutschland unter wohlfahrtsstaatlichen Prinzipien (→ Kapitel 6). Ungleichheiten zwischen den Mitgliedern unserer Bevölkerung sollen ausgeglichen bzw. ein Mindestmaß an Gleichheit beim Zugang zu materiellen und immateriellen Ressourcen und **Verwirklichungschancen** gesichert werden.

Gut zu wissen | Soziale Ungleichheit
Soziale Ungleichheit stellt die ungleiche Verteilung wertvoller Güter (z. B. Einkommen, Bildung, Zugang zu Ressourcen) innerhalb einer Gesellschaftsstruktur dar. Die ungleiche Verteilung bezieht sich nicht alleine auf das einzelne Individuum, sondern auch auf gesellschaftlich gegliederte und gefestigte Verteilungsformen (z. B. Bildungsaufstieg der sogenannten Arbeiterkinder).

Mit der Industrialisierung wurden neue gesellschaftliche Dynamiken eröffnet und alte Strukturen aufgeweicht. Die **Gesellschafts- und Sozialstruktur** wurde durchlässiger und entwickelte sich, vereinfacht gesagt, mit der zunehmenden Verstädterung und der stückweisen Ablösung der Ständegesellschaft von der vorindustriellen Gesellschaft (Ständegesellschaft/Feudalismus) hin zur frühindustriellen Gesellschaft (im Laufe des 18. Jahrhunderts bis ca. letztes Drittel des 19. Jahrhunderts). Ein neues soziales Schichtgefüge kristallisierte sich heraus, das durch das Fortschreiten der Industrialisierung soziale „*Klasse*n" hervorbrachte. In dieser Zeit bildete sich *„für die meisten Menschen der jeweilige Beruf und Stellung auf (Arbeits-)Märkten (Qualifikation, Fertigkeiten, Arbeitsvermögen) als entscheidend für den sozialen Status"* (Hradil 1999, S. 92) heraus.

Mit diesem gesellschaftlichen Wandel setzte auch eine **soziale Mobilität** ein, die bis heute trägt. Das heißt, Mitglieder der Gesellschaft konnten, anders als zuvor, sich aufwärts und abwärts in dem sozialen Gefüge aus Prestige, Einkommen und Wohlstand bewegen.

Mit einer klugen Idee kann man mittlerweile die soziale Leiter weit hochsteigen. Männer wie Mark Zuckerberg (Facebook), Bill Gates (Microsoft) und Steve Jobs (Apple) fallen uns hierzu gleich ein. Aber auch Frauen wie Coco Chanel (Modemarke) und Oprah Winfrey (amerikanische Talkshow-Moderatorin und Unternehmerin) haben die soziale Leiter bis ganz oben erklommen. Ein promovierter Physiker, der in Deutschland keinen adäquaten Job findet und stattdessen Taxi fährt, steht für die Kehrseite der Mobilität zwischen den sozialen Schichten. Alleinerziehende tragen, unabhängig von ihrer Ausbildung und beruflichen Tätigkeit in Deutschland z .B. ein besonders hohes **Armutsrisiko** (Bertelsmann Stiftung 2021). Dies ist bei Frauen häufiger als bei Männern der Fall, womit noch ein weiteres Merkmal sozialer Ungleichheit sichtbar wird: das Geschlecht.

Während das Geschlecht als Merkmal **horizontaler Ungleichheit** gilt, sind Einkommen, Bildung, Vermögen sowie Schichtzugehörigkeit Merkmale, die sich in eine vertikale Rangfolge bringen lassen und die **vertikale Ungleichheit** innerhalb einer Gesellschaftsstruktur beschreiben. Letztere bildet also eine klare Hierarchie in oben und unten ab, während die horizontale Ungleichheit den Blick auf die sogenannten askriptiven Merkmale lenkt. Zu diesen zählen neben dem Geschlecht z. B. Alter, Gesundheitszustand, Ethnie, Nationalität und Sprache.

Ulrich Beck hat 1986 die Risiken **moderner Wohlfahrtsstaaten** mit dem Titel *Risikogesellschaft – Auf den Weg in eine andere Moderne* aufgezeigt. Er formuliert in dem soziologischen Standardwerk die **Tendenz der Individualisierung** und zeigt die Gefahren für die einzelnen Mitglieder auf, die mit der Individualisierung einhergehen. Mit der wohlfahrtsstaatlichen Modernisierung nach 1945 setzte der gesellschaftliche und soziale Wandel ein, dessen Dynamik zur Folge hatte, dass Individuen innerhalb und außerhalb familiärer Bezüge für die eigene Existenzsicherung und der damit in Zusammenhang stehenden Gestaltung ihrer Biografie verantwortlich wurden. Was heißt das? Hatte man z. B. vor diesem Wandel weniger Scheidungen und eine deutlich geringere Erwerbsbeteiligung der Frauen, änderte sich dies nun. Die *„Lebensentwürfe"* wandelten sich gegenüber dem bisherigen *„Standard"*. Es fand eine **Entstandardisierung** dessen statt, was bislang als gesellschaftlich akzeptierter Lebens- und Familienentwurf für Männer und Frauen galt. In der Folge änderten sich gesellschaftliche Rollenkonzepte und → sozialer Status. Um bei dem Beispiel der weiblichen Erwerbsbeteiligung zu bleiben: Hier wurden die Grenzen zwischen den Geschlechtsrollen durchlässiger und veränderten sich. Frauen drängten auf den Arbeitsmarkt, Männer mit dem sozialen Status als *„Hauptemährer"* einer Familie wurden abgelöst von anderen Familienentwürfen. Verheiratete Frauen konnten nun neben dem Status als Ehefrau auch den Status als Erwerbstätige bekleiden usw.

Neue Lebensformen und -entwürfe traten im Zuge der politischen Kultur der 1968er-Jahre hinzu. Die Ehe wurde als Versorgungseinheit infrage gestellt und neue Formen des Zusammenlebens aufgegriffen (**Pluralisierung der Lebensformen**). Heute sprechen wir z. B. ganz selbstverständlich von Patchworkfamilien.

Die Pluralisierung stellt einen wichtigen Grund dar, warum wir die alten vertikalen Merkmale der Ungleichheit nicht mehr ausschließlich zur Analyse der Ungleichheit heranziehen, sondern auch die neuen horizontalen

Merkmale in die Betrachtung miteinbeziehen müssen. Die Risiken, die mit dieser Dynamik einhergehen, liegen in dem **unterschiedlichen Zugang zu Wohlstand** und sozialer Absicherung. Moderne Wohlfahrtsstaaten federn diese nicht ausreichend bzw. ungleich ab. Ein Grund, warum alleinerziehende Mütter (auch eine Form des sozialen Status) im Verhältnis zu anderen Gruppen ein besonders hohes Armutsrisiko aufweisen. Sicher haben Sie sich schon die Frage gestellt, welche Indikatoren für die Abbildung dieser gesellschaftlichen und sozialen Ungleichheitsprozesse herangezogen werden. Die Erklärung folgt im nächsten Unterkapitel.

Indikatoren

Im vorherigen Abschnitt haben wir die Veränderung sozialer Rollen und den Status betrachtet. Diese gehören, wie die folgenden Indikatoren, zur Beschreibung der Sozialstruktur einer Bevölkerung. **Hans Joas** spricht im Zusammenhang mit der Sozialstruktur von dauerhaften sozialen Beziehungen (z. B. Familien), gesellschaftlichen Institutionen (z. B. Bildungseinrichtungen, Religionsgemeinschaften, Ehe als staatlich legitimierte Lebensgemeinschaft) und der Verteilung von Mitteln und Zugängen (z. B. Einkommen, Unterstützungsleistungen) (Joas 2003).

Die Bevölkerung und Sozialstruktur werden anhand verschiedener Anhaltspunkte beschrieben:

1. **Heterogenität der Gesellschaftsmitglieder:** Anhand der Indikatoren Alter (Altersstruktur), Religionszugehörigkeit und Ethnizität wird die Zusammensetzung einer Gesellschaft beschrieben. Mit diesen Indikatoren können z. B. Länder verglichen und Veränderungen sichtbar gemacht werden. Eine langfristige Analyse einzelner Sozialstrukturen ermöglicht es, Veränderungen in der Zeit aufzuzeigen (wie z. B. der → demografische Wandel, Zuwanderung oder Abwanderung von Menschen mit und ohne Migrationshintergrund).
2. **Grad der Ungleichheit**: Hierunter wird das Ausmaß der Unterschiede hinsichtlich Wohlstand, Einkommen und Macht betrachtet. Vertikale und horizontale Merkmale werden zur Messung herangezogen. Dadurch wird es möglich, die gesamte Lebenssituation in den Blick zu nehmen und Statusinkonsistenzen aufzudecken und zu beschreiben.
3. **Institutionen**: Veränderungen hinsichtlich der Verfügbarkeit, des Zugangs und der Inanspruchnahme werden adressiert. Eine typische Veränderung wäre z. B. die Aufweichung der Ehe als institutionalisierte

Lebensform für Familien oder auch die Inanspruchnahme des Rechts auf einen Kindergartenplatz sowie die Trennung von Staat und Religion.

Diese Indikatoren sind auch für die Gesundheitsberichterstattung und Gesundheitsforschung von Bedeutung (→ Kapitel 4.4).

4.2 Ansätze sozialer Ungleichheit

Nachdem einzelne ungleichheitsrelevante Indikatoren dargestellt wurden, werden wir nun im Folgenden auf einige Ansätze eingehen, die soziale Ungleichheit beschreiben. Die eingangs in diesem Kapitel thematisierten gesellschaftlichen Wandlungsprozesse zeigen, dass mit einer zunehmenden Pluralität und dem Herausformen neuer Ungleichheiten, wie den horizontalen, die alten vertikalen Konzepte wie etwa **Schicht- und Klassenmodelle** zur Beschreibung der Gesellschaftsstruktur nicht mehr ausreichen. Zu den klassischen Ansätzen sozialer Ungleichheit sind die Klassentheorien zu rechnen. **Karl Marx** und **Max Weber** zählen zu den Vertreter:innen dieser Theorien. **Theodor Geiger** und **Ralf Dahrendorf** gehören zu den Vertreter:innen der neueren nichtmarxistischen Klassentheorie (vgl. auch Hradil 1999, S. 119 ff). Geiger entwickelte 1932 ausgehend von der marxistischen Klassentheorie ein Modell der → sozialen Schichtung, das bis heute für unsere Sozialstrukturanalyse Bedeutung hat. In einer Schicht befinden sich demnach Personen mit einem vergleichbaren **sozialen Status.** Ein → sozialer Status stellt nach Geiger den Lebensstandard dar, der über Chancen und Risiken, Möglichkeiten, Diskriminierungen sowie gesellschaftliche Privilegien, Ansehen und gesellschaftlichen Rang Auskunft gibt. Mit → sozialer Schichtung bezeichnet Geiger die Gesellschaftsgliederung entlang charakteristischer Soziallagen (Status) der Gesellschaftsmitglieder (Geiger 1932). Dabei unterscheidet Geiger beim **Begriff Schicht** zwei Bestandteile:

- die objektive Schicht (äußere Zugehörigkeitsmerkmale der sozialen Lage wie z. B. Lohn) und
- die subjektive Schicht (z. B. Einstellungen, Mentalitäten/Lebensstile, Haltungen und Handlungen der Mitglieder).

Ralf Dahrendorf entwickelte hingegen in den 1960er-Jahren ein anderes Modell (**Hausmodell**) der Schichtung, das auf Geigers Modell aufbaut und die Einteilung der Bevölkerung unter Berücksichtigung sozioökonomischer

Kriterien, wie z. B. die berufliche Stellung im Wirtschaftsgefüge, ergänzt (Dahrendorf 1977).

Rainer Geißler hat das Hausmodell später weiterentwickelt (→ Abb. 11). Vor dem Hintergrund von wachsendem Wohlstand, Bildungsexpansion, Zuwanderung von Migrant:innen, Massenarbeitslosigkeit, spürbarem gesellschaftlichem Wertewandel sowie Strukturwandel auf dem Arbeitsmarkt (mit einem Rückgang der Landwirtschaft sowie Produktion und einer Ausweitung des Dienstleistungssektors) waren die sieben sozialen Schichten Dahrendorfs nicht mehr passend. Es hatte eine zunehmende **Pluralisierung von Lebenslagen und Lebensweisen** stattgefunden, die eine weitere Ausdifferenzierung notwendig machte. Insgesamt gab es eine Anhebung des Wohlstandes quer über alle Schichten, wobei die Trennlinien im Haus (Wände und Decken des Hauses) durchlässiger geworden sind und die Überlappung der Schichten bzw. das Ineinander-Übergehen der Schichten sichtbar wird. Die charakteristischen Unterschiede der Schichten sind nicht mehr auf den ersten Blick wahrnehmbar, sondern verlagern sich in die Tiefe der Schichtstrukturen. Trotzdem existieren „*schichtspezifische*“ Mentalitäten und Einstellungen (z. B. politische) sowie Chancen (z. B. hinsichtlich Bildung) weiterhin.

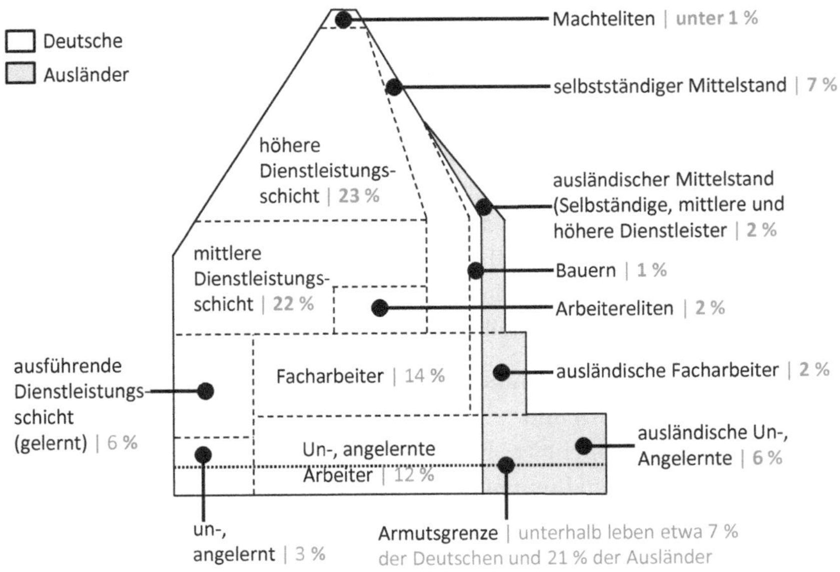

Abb. 11: Die Sozialstruktur Deutschlands (Quelle: in Anlehnung an Geißler 2002, S. 101)

Webtipp [43] | Eine Abbildung des Hausmodells von Dahrendorf können Sie einsehen unter:
http://s.narr.digital/4kkvr

4.2.1 Messung der sozialen Schicht

Was benötigen wir, um den **sozialen Status** zu messen? Drei Dimensionen bilden den Sozialstatus ab: Bildung, berufliche Stellung und Einkommen.

Die **Dimension Bildung** unterteilt sich in Schulbildung und berufliche Ausbildung. Aufgrund der deutschen Geschichte haben wir zwei Schulbildungssysteme, die wir einbeziehen müssen. Der höchste allgemeinbildende Schulabschluss für Westdeutschland besteht aus den drei Grundtypen:

- Volksschul-, Hauptschulabschluss (9 Schuljahre),
- Mittlere Reife/Realschulabschluss (10 Schuljahre),
- Fachhochschulreife/Allgemeine Hochschulreife (12/13 Schuljahre).

Ostdeutschland hatte zwei Grundtypen, die zugrunde gelegt werden:

- Polytechnischen Oberschule (POS) (10 Schuljahre),
- Abitur als Abschluss der Erweiterten Oberschule (EOS) (12 Schuljahre bzw. mit beruflicher Ausbildung nach 13 Schuljahren).

Alternativ kann auch die Anzahl absolvierter Schuljahre erfasst werden, was international gebräuchlich ist.

Unter der **Dimension Ausbildung** werden alle berufsbildenden Maßnahmen gefasst, die nach den allgemeinbildenden Schulabschlüssen erfolgen. Hier gibt es ebenfalls unterschiedliche Differenzierungen. Für Deutschland wird folgende Einteilung vorgeschlagen:

- kein Abschluss,
- beruflich-betrieblich oder beruflich-schulisch,
- Fachschule,
- Fachhochschule,
- Universität,
- anderer Abschluss.

Die Erfassung der **Dimension Beruf** kann ganz unterschiedlich erfolgen. Der ausgeübte Beruf, die berufliche Tätigkeit und die berufliche Stellung können herangezogen werden. Nach einer Empfehlung der Deutschen

Arbeitsgemeinschaft Epidemiologie im Rahmen der Arbeitsgruppe Epidemiologische Methoden sollte dreistufig vorgegangen werden:

- *„Welche berufliche Tätigkeit üben Sie derzeit aus?“*
- *„Bitte beschreiben Sie mir Ihre berufliche Tätigkeit genau!“*
- *„Hat dieser Beruf noch einen Namen?“*

(Hoffmeyer-Zlotnik et al. 1997)

Die offenen Antworten sollen dann durch eine Zuordnung der jeweils ausgeübten Berufe in ein Klassifizierungsschema erfolgen, das die beruflichen Tätigkeiten in eine Rangfolge bringt. Ein solches Instrument zur Klassifizierung stellt die **International Standard Classification of Occupations (ISCO)** dar (Hoffmann & Scott 1993).

Die Erfassung des **Einkommens** erscheint zunächst relativ einfach. Es könnte doch das monatliche Nettoeinkommen der Befragten in € notiert werden. Hier zeigen sich aber in schriftlichen und mündlichen Interviews sehr schnell Grenzen. Zum einen ergibt sich als Antwort auf eine solche Abfrage nur das Einkommen einer Person und nicht das Haushaltsnettoeinkommen. Das monatliche Nettoeinkommen berücksichtigt so nicht die Anzahl der zu versorgenden Personen (Haushaltsnettoeinkommen pro Person). Es wird auch der unterschiedliche Ressourcenverbrauch der im Haushalt lebenden Personen nicht einbezogen. Das kann mit einem gewichteten Haushaltsnettoeinkommen nach der Anzahl der Personen im Haushalt abgebildet werden (Äquivalenzeinkommen). Zudem werden häufig Angaben zu den finanziellen Verhältnissen nicht ausgefüllt, da Befragte hierzu oftmals ungern Auskunft geben. Dies ist besonders bei der Erfassung als offene Frage zur Höhe des genauen Haushaltseinkommens so. Als Alternative wird deshalb gerne mit einer geschlossenen Frage nach Einkommensgruppen (z. B. <500 €; 501–1000 €; 1001–1500 € usw.) gearbeitet und die Interviewten können sich der passenden Gruppe zuordnen, ohne auf den Cent genau Auskunft geben zu müssen.

Ein Index, der zur Messung der **sozialen Schicht** eingesetzt wird, ist der additive Schichtindex nach Winkler (1998). Er findet u. a. in der Gesundheitsberichterstattung des Bundes Verwendung. Die Bestandteile zur Bildung des additiven Schichtindexes sind ebenjene drei Dimensionen, die Sie schon kennengelernt haben. Die Dimension Bildung/Ausbildung ist in → Tabelle 3 dargestellt. Die Zahlen in der Tabelle bilden die Werte für die spätere Addition der drei Dimensionen ab. Versuchen Sie sich doch einmal in der

Tabelle zuzuordnen. Haben Sie die Schule mit der 13. Klasse abgeschlossen und noch eine Hochschulausbildung absolviert, dann notieren Sie sich bspw. den Wert 7.

Bildungsabschluss / Ausbildung	ohne Abschluss	Volks-, Hauptschule	Realschule, Mittel- oder Fachschulreife	12./13. Klasse, Abitur
ohne Ausbildung	1	2	3	6
Lehre	4	4	5	6
Fachschule, Ingenieur-schule	4	5	5	6
(Fach-) Hochschul-ausbildung	7	7	7	7

Tabelle 3: Dimension Bildung/Ausbildung des additiven Schicht-Index (Quelle: eigene Darstellung nach Winkler 1998)

Kommen wir nun zur Erfassung der Dimension Beruf. Wie Sie aus der Übersicht erkennen können, sind hier verschiedene berufliche Positionen dargestellt (→ Abb. 12).

Welche berufliche Position haben Sie zuletzt innegehabt bzw. nehmen Sie ein?

Arbeiter/in:

1 ☐ ungelernte/r Arbeiter/in
2 ☐ angelernte/r Arbeiter/in
2 ☐ gelernte/r (Fach-)Arbeiter/in
3 ☐ Vorarbeiter/in, Kolonnenführer/in Meister/in, Polier/in

Beamte:

4 ☐ Beamte im mittleren Dienst
6 ☐ Beamte im gehobenen Dienst
7 ☐ Beamte im höheren Dienst

Sonstige:

3 ☐ mithelfende Angehörige
1 ☐ sonstiges (z.B. Auszubildende, Wehrpflichtige, Praktikant/in)

Angestellte:

3 ☐ Angestellte mit einfachen Tätigkeit (z. B. Verkäufer/in, Kontorist/in)
4 ☐ Angestellte mit qualifizierter Tätigkeit (z. B. Sachbearbeiter/in, Buchhalter/in)
6 ☐ Angestellte mit hochqualifizierter Tätigkeit (z. B. wiss. Angestellte, Abteilungsleitung)
7 ☐ Angestellte mit Führungsaufgaben (z. B. Direktor/in, Geschäftsführer/in)

Selbstständige:

2 ☐ selbstständige/r Landwirt/in
6 ☐ Akademiker in freiem Beruf (z. B. Arzt/Ärztin, Rechtsanwalt, Steuerberater/in)
5 ☐ Selbstständige in Handel, Gewerbe, Handwerk, Industrie, Dienstleistung mit max. 9 Angestellten
7 ☐ Selbstständige in Handel, Gewerbe, Handwerk, Industrie, Dienstleistung mit min. 10 Angestellten

Abb. 12: Erfassung des beruflichen Status für den additiven Schicht-Index (Quelle: eigene Darstellung, modifiziert nach Winkler 1998)

Können Sie sich zuordnen? Notieren Sie sich bitte auch diesmal die entsprechende Zahl und lassen Sie uns die letzte der drei Dimensionen betrachten, die Erfassung des Einkommens (→ Abb. 13). Diese wird im **additiven Schicht-Index** geschlossen abgefragt und stellt sieben Einkommensgruppen dar.

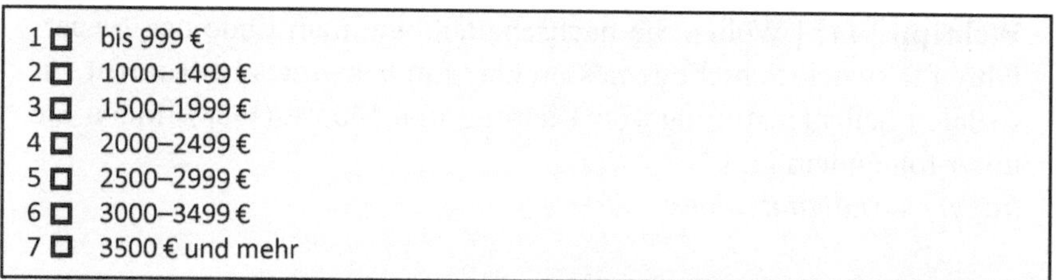
1 ☐ bis 999 €
2 ☐ 1000–1499 €
3 ☐ 1500–1999 €
4 ☐ 2000–2499 €
5 ☐ 2500–2999 €
6 ☐ 3000–3499 €
7 ☐ 3500 € und mehr

Abb. 13: Erfassung des Haushaltsnettoeinkommens für den additiven Schicht-Index (Quelle: in Anlehnung an Winkler 1998)

Was müssen Sie nun tun, um den Schicht-Index zu bilden? Sie müssen eine Addition der Punktwerte für die drei Dimensionen Bildung/Ausbildung, Berufsstatus und Haushaltsnettoeinkommen vornehmen. Tragen Sie diese in → Abb. 14 ein und berechnen Sie anschließend die Gesamtpunkte.

☐ + ☐ + ☐ = ☐☐

(Aus-)Bildung Beruf Einkommen Gesamtpunkte

Abb. 14: Berechnung der Gesamtpunkte des additiven Schicht-Indexes (Quelle: in Anlehnung an Winkler 1998)

Die Gesamtpunktzahl vergleichen Sie nun mit der folgenden Einstufung:

- untere Schicht: 3 Punkte bis < 9 Punkte,
- mittlere Schicht: 9 Punkte bis < 15 Punkte,
- obere Schicht: 15 Punkte bis 21 Punkte.

Sicher fehlt bei Ihrem Beispiel keiner der drei Werte zur Berechnung. Würde dies bei einer empirischen Erhebung der Fall sein, dann würden Sie den fehlenden Wert (der Variable) durch den Mittelwert der ersten beiden Variablen ersetzen (in Anlehnung an Winkler 1998).

Neben der Einteilung in drei Schichten gibt es auch differenzierte Einteilungen in fünf oder sieben Schichten (z. B. untere Unterschicht oder untere Oberschicht).

Webtipp [44] | Wollen Sie nachschauen, wie man Ende der 1960er-Jahre die soziale Schicht gemessen hat? Ein bekanntes Instrument zur sozialen Selbsteinstufung von Kleining und Moore (1968) finden Sie unter folgendem Link:
http://s.narr.digital/ddpny

4.2.2 Lebenslagen

Nun haben Sie schon einige Konzepte kennengelernt und wissen bereits, wie man aktuell die soziale Schicht in einem Sozialschicht-Index (SES) in der Gesundheitsberichterstattung erfasst.

Das **Konzept Lebenslage** umschreibt die gemeinsamen Bedingungen der Lebenssituationen von Mitgliedern verschiedener relativ homogener sozialer Gruppen. Es verknüpft Elemente der sozialen Stellung von Individuen und Gruppen im Schichtungsgefüge der Gesellschaft mit ihren jeweiligen konkreten Lebensbedingungen. Das Konzept geht maßgeblich auf **Stefan Hradil** (1999) zurück. Die Darstellung der sozialen Lagen unterscheidet sich z. B. von der sozialen Schicht nach Geißler (→ Kapitel 4.2). Im Unterschied zu Klassen- und Schichtmodellen erfassen Lagenmodelle die gesamte Bevölkerung und nicht nur den erwerbstätigen Teil. Eingeschlossen sind auch wohlfahrtsstaatlich versorgte Bevölkerungsgruppen (z. B. Arbeitslose).

In der westdeutschen Gesellschaft der 1980er-Jahre gehörten dazu die Machtelite, die Reichen, die Bildungselite, Manager:innen, Expert:innen, Studierende, Normalverdiener:innen mit geringen, mittleren und hohen Risiken, Rentner:innen, langfristig Arbeitslose und sogenannte Arme (keine Erwerbspersonen).

Soziale Lagenkonzepte sind mehrdimensional ausgerichtet. Hier werden ökonomische Ungleichheiten (Geld, Bildung, Berufsprestige, Macht), wohlfahrtsstaatliche Ungleichheiten (Armutsrisiken, soziale Absicherung, Arbeits-, Freizeit-, Wohnbedingungen) und soziale Ungleichheiten (soziale Kontakte, Privilegien bzw. Diskriminierungen) als Hauptdimensionen herangezogen. Da das Konzept eine Reihe verschiedener Ungleichheitsmerkmale berücksichtigt, ermöglicht es eine differenziertere Beschreibung objektiver Lebensbedingungen und horizontaler Ungleichheiten, die auf die zuvor bereits genannten **askriptiven Merkmale** zurückgehen (Geschlecht, Alter usw.). Moderne Gesellschaften mit ihrem Nebeneinander ökonomisch, wohlfahrtsstaatlich und soziokulturell bedingter Ungleichheiten lassen sich mit diesen Lagenmodellen sehr gut beschreiben, während Schichtmodelle sich allein auf die ökonomische Ungleichheit konzentrieren und den Fokus auf die vertikale Ungleichheit legen.

Literaturtipp

Stefan Hradil (1999): *Soziale Ungleichheit in Deutschland.* Opladen: UTB Leske+Budrich.

4.2.3 Weitere Dimensionen: Milieus und Lebensstile

Die vorherigen Ausführungen haben deutlich gemacht, dass es sehr unterschiedliche Perspektiven gibt, sich der Ungleichheit einer Gesellschaft anzunähern und diese zu beschreiben. Wir wollen in diesem Abschnitt noch auf zwei weitere eingehen und diese kurz im Vergleich vorstellen. Sie wurden in der Zeit nach 1980 mit den oben beschriebenen Ansätzen von Geißler und Hradil entwickelt. Die Aufmerksamkeit liegt aber auf der Herausarbeitung typischer sozialer Milieus oder sogenannter Lebensstile der Bevölkerung. Was können Sie sich unter sozialen Milieus vorstellen?

Gut zu wissen | Soziale Milieus
Unter sozialen Milieus werden *„üblicherweise Gruppen Gleichgesinnter verstanden, die jeweils ähnliche Werthaltungen, Prinzipien der Lebensgestaltung, Beziehungen zu Mitmenschen und Mentalitäten aufweisen"* (Hradil 2006, S. 4).

Andere Formen von Milieus können ebenfalls mit einem Wir-Gefühl und einem starken Zusammenhalt der Beziehungen und Verbindungen untereinander einhergehen. Beispiele hierfür wären z. B. *„wir Arbeiter:innen"*, *„der Vatikan"* oder ein bestimmter Stadtteil, der für ein besonderes Milieu steht (z. B. *„das Viertel"* in Bremen, wo v. a. Akademiker:innen und Studierende leben und eine ausgeprägte milieuspezifische, Kunst-, Kultur- und Kneipenszene zu finden ist). Wie auch schon die Lagenkonzepte weisen Milieukonzepte klare Unterschiede zu Schichtkonzepten auf, denn sie fokussieren auf die *„subjektive Seite"* (Hradil 2006, S. 5) und kennzeichnen *„Gruppierungen gleicher Mentalitäten"* (ebenda). Die Stellung im Beruf, um ein Beispiel für einen objektiven Faktor zu nennen, spielt bei Schichtkonzepten eine Rolle, wie sie oben bereits ausführlich erfahren haben. Während in Schichtkonzepten schichttypische Mentalitäten, die z. B. aus dem Einkommens- und Bildungsstatus abgeleitet werden, eine feste Rolle spielen, wird die Herausbildung von Mentalitäten in den **Milieukonzeptionen** in seiner ganzen Vielfalt offengelassen (z. B. religiös, politisch, regional). Unterscheiden kann man auch die Konzeption. Milieukonzepte sind *„künstlich"* zusammensetzte, empirisch sehr schwer zu ermittelnde Konstrukte, während Schichtkonzepte – Sie haben es oben an Ihrem Bespiel selber nachvollziehen können – einfach zu handhaben sind und in empirischen Studien gut eingebettet werden können. Milieuforschung muss sich v. a. aufwendiger, qualitativer Ansätze bedienen, um die Vielschichtigkeit der Milieus zu ermitteln. Für eine regelmäßige Gesundheitsberichterstattung wäre dies z. B. nicht praktikabel.

Es ist nicht ganz einfach, die sozialen Milieus von Lebensstilkonzepten zu unterschieden. Darauf weist auch Hradil (2006) hin. Es gibt aber ein paar gute Anhaltspunkte, die eine **Unterscheidung** erleichtern: Während soziale Milieus mit tief verwurzelten, eher beständigen Werten und Einstellungen der Menschen einhergehen, bilden Lebensstilkonzepte von außen zu beobachtende Verhaltensweisen und Routinen ab (ebenda). Milieus können nicht einfach gewechselt werden. Dies würde im Widerspruch zu der ihnen zugrunde liegenden tiefen Verwurzelung stehen. Lebensstile sind wandelbar. Sie sind flüchtiger, denn sie orientierten sich an Verhaltensroutinen, die leichter zu beeinflussen sind. Kennen Sie das nicht auch? Mit bestimmten Lebensabschnitten oder auch Krisen wandelt sich oft auch der Lebensstil, der sich in veränderter Mediennutzung, verändertem Freizeitverhalten und anderen Vorlieben in der Kleidungswahl niederschlägt.

Einen wichtigen Beitrag zu den sozialen Milieus hat **Pierre Bourdieu** 1982 mit seiner **Habitustheorie** vorgelegt.

Kurz gefasst | Kennzeichen sozialer Milieus
In sozialen Milieus werden Personen zusammengefasst, die gleiche Einstellungen sowie gemeinsame Werthaltungen und Mentalitäten aufweisen. Milieus stellen subkulturelle Einheiten innerhalb der Gesellschaft dar.

Soziale Milieus lassen sich nicht klar voneinander abgrenzen. Stattdessen gibt es fließende Übergänge und Zwischenformen, wie nachfolgend → Abb. 15 veranschaulicht.

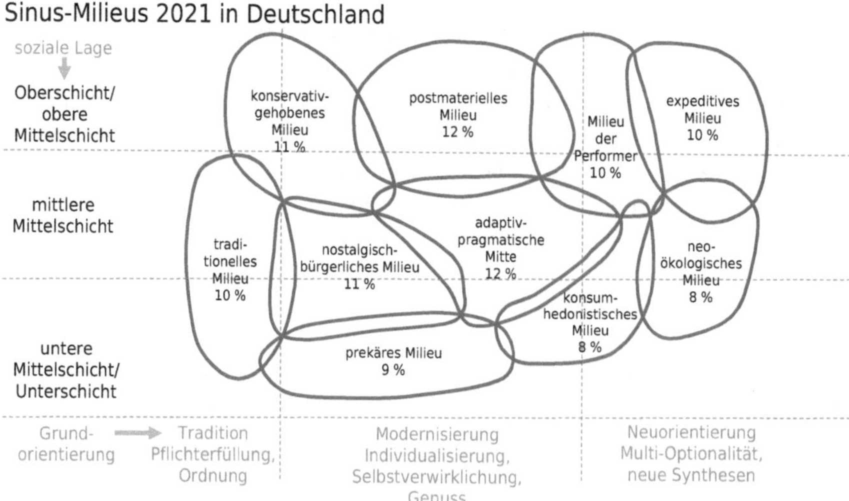

Abb. 15: Die Sinus-Milieus in Deutschland 2021® (Quelle: in Anlehnung an Sinus 2021)

Auch wenn soziale Milieus deutlich stabiler sind als Lebensstile, unterliegen sie doch auch Wandlungsprozessen. Während einige verschwinden oder an Bedeutung verlieren und Grenzen verschwimmen, werden andere Milieus stärker oder es kommen sogar mit der Zeit neue hinzu. Milieus zu erforschen, ist für die **Wirtschaft** und den **Handel** ein wichtiger Ausgangspunkt, weshalb sich diese auch damit beschäftigen.

Kurz gefasst | Lebensstile
Lebensstile fokussieren auf Verhaltens- und Meinungsroutinen, die von der aktuellen Lebenssituation der Person geprägt sind.

Der Lebensstilbegriff fand u. a. schon in den frühen Arbeiten von **Max Weber** Erwähnung. Er setzte ihn in Zusammenhang mit der Erreichung des sozialen Status. **Thomas Abel**, Medizinsoziologe, stellte den Begriff 1992 in einen gesundheitlichen Kontext.

Gut zu wissen | Gesundheitsrelevante Lebensstile
„Gesundheitsrelevante Lebensstile werden definiert als zeitlich relativ stabile typische Muster von gesundheitsrelevanten Verhaltensweisen, Einstellungen und Ressourcen, welche von Individuen und Gruppen in ihrer Auseinandersetzung mit sozialen und soziokulturellen Lebensbedingungen entwickelt werden können“ (Buddeberg 2004, S. 297).

Abel unterteilt die Aspekte gesundheitsrelevanter Lebensstile in drei Dimensionen:

- Ressourcen (z. B. Wissen über Gesundheit/Health Literacy, Zugang zu den Versorgungsangeboten, materielle und soziale Ressourcen),
- Orientierungen (gesundheitsbezogene Werte und Einstellungen) und
- Gesundheitsverhalten (z. B. Inanspruchnahme des Gesundheitssystems, gesundheitsförderliches Verhalten, Risikoverhalten wie Rauchen, Alkoholkonsum) (ebenda, S. 299).

Alter, sozioökonomischer Status und Geschlecht sind dabei wesentliche Determinanten eines gesundheitsrelevanten Lebensstils.

Querbezüge zu → Kapitel 1 und 3 werden hier deutlich und in → Kapitel 5 werden insbesondere die Aspekte des Gesundheitsverhaltens näher ausgeführt. Bevor im übernächsten Abschnitt das Modell der gesundheitlichen Ungleichheit von Andreas Mielck erläutert wird, welches → gesundheitliche Ungleichheit als Folge sozialer Ungleichheit definiert, wenden wir uns einem Aspekt zu, der in den bisherigen Darstellungen wenig betrachtet wurde: den sozialen Ressourcen, wie z. B. soziale Netzwerke und soziale Unterstützung. Diese wurden bei den gesundheitsbezogenen Lebensstilen bereits als wichtige Dimension benannt.

Webtipp [45] | Wenn Sie mehr zu aktuellen Milieus erfahren wollen, gehen Sie auf die Website der SINUS Markt- und Sozialforschung GmbH:
http://s.narr.digital/sbdy5

4.3 Soziale Ressourcen und Risiken

Die Erforschung sozialen Rückhalts hat ebenfalls eine lange Tradition. Schon Émile Durkheim hat mit seiner Forschung zum Suizid 1897 gezeigt, dass die *„Bindungskraft von sozialen Gruppen oder Milieus"* eine Bedeutung für die Gesundheit hat (Durkheim 1995; Koppelin 2008, S. 23). Die Unterstützungsforschung ist eng mit der Forschung zur Bewältigung von Belastungen und **kritischen Lebensereignissen** verbunden (zum Coping → Kapitel 5). Sozialer Unterstützung wird eine salutogene Wirkung zugesprochen (ebenda).

Kurz gefasst | Soziale Unterstützung
Soziale Unterstützung, so die einfache Hypothese, kann im günstigen Fall Belastungen abfedern und bei deren Bewältigung helfen.

Soziale Unterstützungsleistungen sind in der Lage, Betroffene vor psychosozialen Belastungen abzuschirmen, diese abzumildern oder zu neutralisieren (→ Tabelle 4; Franzkowiak 2018). Die Formen der **Unterstützungsleistungen** sind unterschiedlich und umfassen informelle und formelle Leistungen. Emotionale Unterstützung bei der Bewältigung der Pflege eines Angehörigen würde eine informelle Leistung darstellen, während z. B. Sachleistungen (finanzielle Unterstützung) eine formelle Leistung darstellt.

Während soziale Netzwerke *„Strukturen des sozialen Umfeldes einer Person umschreiben"* (Koppelin 2008, S. 50; z. B. Größe, Dichte, Frequenz), stellt soziale Unterstützung die Befriedigung der Bedürfnisse aus diesem Netz dar. Wie im Folgenden aus → Tabelle 4 zu erkennen ist, werden in der Unterstützungsforschung unterschiedliche komplementäre Modelle diskutiert. Für alle Modelle gibt es empirische Belege (Koppelin 2008, S. 46). Für die Gesundheitswissenschaften sind die Ansätze interessant, da gezeigt werden konnte, dass sie eine **gesundheitserhaltende und gesundheitsförderliche Wirkung** haben, wie oben bereits erwähnt wurde (Franzkowiak 2018).

Modell der direkten Effekte	Unabhängig vom Ausmaß des Stresserlebens wirkt soziale Unterstützung positiv auf Gesundheit und seelisches Wohlbefinden, z. B. durch Erhöhung des Selbstwertes und Kontrollempfindens sowie durch Förderung gesundheitsrelevanten Verhaltens – die soziale Unterstützung kommt nicht erst dann zum Tragen, wenn für eine Person eine Belastungssituation vorliegt.
Puffer-Modell	Personen, die sich bereits in einer Stresssituation befinden, können das Problem aufgrund sozialer Unterstützung besser bewältigen – die soziale Unterstützung erleichtert das Stress-Coping, fördert die Affektregulation und puffert so negative Aspekte von Belastungen ab.
Auslöser-Modell	Menschen aktivieren soziale Unterstützung gezielt und effektiv erst unmittelbar vor bzw. in Belastungssituationen.
Schutzschild- und Präventions-Modell	Soziale Unterstützung hält potenzielle und reale Belastungen von einem Menschen (weitgehend) fern – adäquate soziale Integration und Einbindung in ein soziales Netzwerk wirken als „*Schutzschild*" für das Auftreten von Belastungssituationen oder sie verringern das Ausmaß der Belastung; über gegenseitige Verantwortung und Verpflichtungen wird zudem die Übernahme sozial akzeptierten und gesundheitsförderlichen Verhaltens verstärkt.

Tabelle 4: Erklärungsansätze zur Wirksamkeit sozialer Unterstützung (Quelle: in Anlehnung an Franzkowiak 2018)

Soziale Unterstützung und **Netzwerke** variieren nach Alter, Geschlecht und sozialer Lage (Koppelin 2008). Begrenzte soziale Unterstützung geht mit diversen gesundheitlichen Risiken einher.

4.4 Gesundheitliche Ungleichheit

Zum Abschluss des Kapitels greifen wir einen Aspekt auf, der bereits in → Kapitel 1 und 3 eine große Rolle gespielt hat. Andreas Mielck bündelte in den 1990er-Jahren die verschiedenen Ergebnisse der sozialen Ungleichheitsforschung und transformierte sie in ein Modell der → gesundheitlichen Ungleichheit (Mielck 2005).

Erinnern Sie sich an die Darstellungen im ersten Kapitel, die zeigen, wie stark bestimmte soziale Determinanten die → Mortalität und → Morbidität beeinflussen können. Das **Modell vom Mielck** (→ Abb. 16) bildet gewissermaßen zwei Richtungen der Ungleichheit ab. Zum einen werden darin die in den vorherigen Abschnitten dargestellten **sozialen Ungleichheiten** hinsichtlich ihrer Wirkung auf die Determinanten der Gesundheit dargestellt (Pfeile von oben nach unten):

- Gesundheitliche Belastungen werden im Zusammenhang mit den verfügbaren Ressourcen zur Bewältigung und zur Erholung überprüft.
- Ferner wird das Gesundheitsverhalten durch die Ausgewogenheit (Gleichgewicht) gesundheitlicher Belastungen einerseits und Ressourcen zur Bewältigung und Erholung andererseits beeinflusst. Hier spielt die gesundheitliche Versorgung ebenfalls eine Rolle.

Zum anderen werden mit dem Pfeil von unten rechts nach oben die Ungleichheitsprozesse sichtbar gemacht, die im Sinne der „*Drifthypothese*" mit sozialer Ungleichheit/sozialen Abstiegen einhergehen. Diese werden z. B. durch eine Erkrankung oder Verschlechterung der Gesundheit ausgelöst (z. B. Verlust des Arbeitsplatzes durch eine Erkrankung).

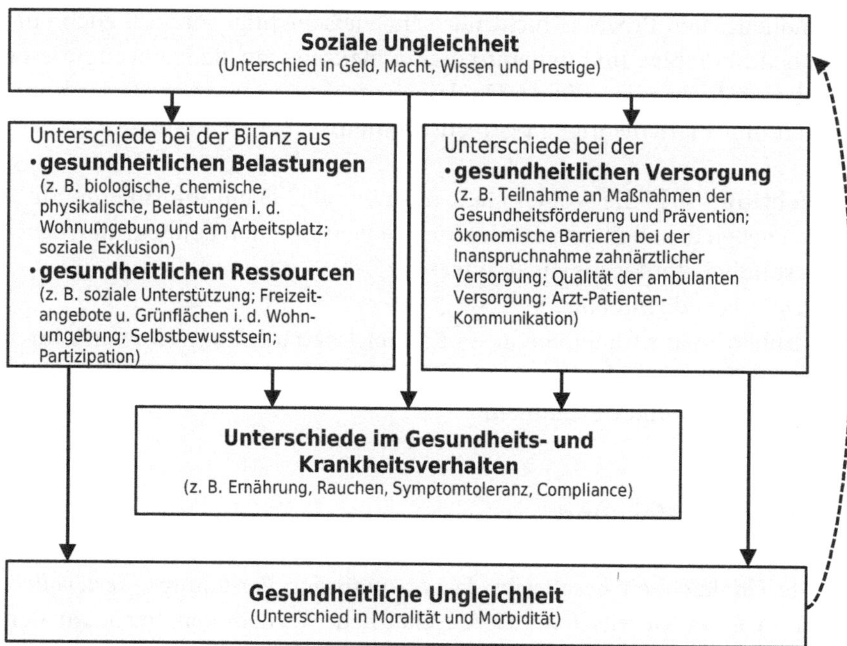

Abb. 16: Modell zur Erklärung der gesundheitlichen Ungleichheit (Quelle: in Anlehnung an Mielck 2005, S. 112)

Kurz gefasst | Gesundheitliche Ungleichheit
„In der wissenschaftlichen Diskussion besteht Einigkeit darüber, dass gesundheitliche Ungleichheiten wesentlich durch Unterschiede in Lebensbedingungen erklärt werden können. Lebensbedingungen lassen unterschiedlich große Spielräume für individuelle Entscheidungen über gesundheitsförderliches oder -belastendes Verhalten. Sie setzen aber auch den Rahmen für individuelles Verhalten (Determinanten der Gesundheit). Bemühungen um eine Verbesserung der gesundheitlichen Lage sollten daher vorrangig an sozialen Bedingungen ansetzen" (Geyer 2021).

Die **Ergebnisse der Ungleichheitsforschung** lassen sich abschließend dahingehend resümieren, dass aufgrund milieuspezifischer Unterschiede in den Werten, lebensstilbezogener Unterschiede im (gesundheitsbezogenen) Verhalten, schichtspezifisch unterschiedlicher Ressourcen im Zugang zur Gesundheitsversorgung und der Tatsache, dass sozial heterogene Gruppen eine unterschiedliche (Zielgruppen-)Ansprache benötigen, die sozialen und gesundheitlichen Prozesse nicht nur sehr vielschichtig, sondern auch entsprechend komplex und dynamisch sind. Beiträge zur Reduzierung dieser sozialen und gesundheitlichen Ungleichheitsprozesse müssen dieser Komplexität und Vielschichtigkeit gerecht werden.

Webtipp [46] | Sie wollen mehr dazu wissen? Dann informieren Sie sich neben dem Beitrag von Siegfried Geyer unter den Leitbegriffen der Gesundheitsförderung auch unter:
http://s.narr.digital/6iuzl
Darüber hinaus finden Sie in → Kapitel 1 bereits einige Hinweise für weiterführende Informationen zu den Zusammenhängen von sozialer Ungleichheit und Gesundheit.

✻ Zusammenfassung

Soziale Ungleichheit beschreibt das Ausmaß der Verteilung „*wertevoller*" Güter in einer Gesellschaft. Gesellschaftliche Dynamiken haben in den letzten 250 Jahren zu starken Veränderungen in der Zusammensetzung der Gesellschaft geführt, mit dem Ergebnis, dass sich die Struktur verändert hat. Waren vertikale Konzepte bis Mitte des letzten Jahrhunderts die dominanten

Konzepte zur Beschreibung der Ungleichheit, wandelte sich dies durch die gesellschaftlichen Veränderungen, die mit einer Entstandardisierung von Lebens- und Berufsverläufen und einer Pluralisierung von Lebensformen einhergingen. Horizontale Aspekte der Ungleichheit wie Geschlecht und Alter gewannen an Bedeutung. Heute reichen vertikale Betrachtungen allein nicht mehr aus, um Ungleichheitsprozesse adäquat zu beschreiben. Mit der Zugehörigkeit zu einer sozialen Schicht oder einem Milieu sind „*typische*" Verhaltensweisen und Einstellungen verbunden, die für das Gesundheitsverhalten oder auch die Inanspruchnahme von Prävention und → Gesundheitsleistungen von Bedeutung sind. Soziale Unterstützung stellt eine wichtige gesundheitliche Ressource dar. Soziale Ungleichheit bedingt → gesundheitliche Ungleichheit und umgekehrt.

✎ Aufgaben zur Selbstüberprüfung

1. Welche Aspekte gehören zu einer Sozialstrukturanalyse? Warum ist diese Beschreibung einer Sozialstruktur wichtig?
2. Welches sind die Dimensionen des additiven Schicht-Indexes?
3. Beschreiben Sie den Unterschied zwischen der vertikalen und der horizontalen Ungleichheit!
4. Es gibt verschiedene Konzepte zur Beschreibung der Ungleichheit einer Gesellschaft. Welche haben Sie kennengelernt und wie lassen sich diese voneinander abgrenzen?

Zusatzmaterial | Lösungen und weitere Wissensaufgaben finden Sie unter *http://s.narr.digital/1pggp*.

5 Individuum und Gesundheit - Psychologische und verhaltensbedingte Rahmenbedingungen von Gesundheit und Krankheit

Überblick | In diesem Kapitel lernen Sie ...

- das Individuum als das für die eigene Gesundheit verantwortliche Subjekt in den Fokus der Betrachtung zu nehmen,
- Persönlichkeitsmerkmale als Risiko- und Schutzfaktoren zu analysieren,
- sich mit der Thematik Stress und Stressbewältigung in Verbindung mit Gesundheit und Krankheit auseinanderzusetzen,
- Verhaltensweisen und Theorien zum Gesundheits- und Risikoverhalten zu bewerten.

5.1 Persönlichkeit und Gesundheit

Gibt es einen Zusammenhang zwischen der Persönlichkeit eines Menschen und seiner Gesundheit? Welche Merkmale könnten Ihres Erachtens für die Gesundheit bzw. Krankheit einer Person von Bedeutung sein?

Beim individuellen Umgang mit Gesundheit spielen Faktoren wie Geschlecht, Alter, soziale Lage, Ethnie/Migrationshintergrund und Sozialisation eine Rolle. Diese Variablen haben (in Verbindung mit den Gesellschaftssystemen, den historischen Bedingungen, der wirtschaftlichen Entwicklung und den Sozial- und Gesundheitspolitiken) Auswirkungen auf die sozialen Netzwerke, in die Individuen eingebunden sind (→ Kapitel 4). Sie beeinflussen aber auch die physische (Konstitution und Disposition) und psychische Beschaffenheit sowie Widerstandskraft eines Menschen.

Persönlichkeitseigenschaften sind dabei in der Tat von Relevanz für die individuelle Gesundheit. Der folgende Abschnitt gibt einen Überblick über die wesentlichen im Zusammenhang mit Erkrankungen diskutierten Persönlichkeitstypen und -eigenschaften, die protektiv oder gesundheitsgefährdend wirken können.

5.1.1 Persönlichkeitstypen

Um 1950 herum haben sich Wissenschaftler:innen im Rahmen der Psychosomatik erstmals mit Konstellationen von Persönlichkeitseigenschaften als mögliche Verursacher von körperlichen Erkrankungen beschäftigt.

Als das prominenteste Typenmodell gilt das **Typ-A-Verhaltensmuster** der Kardiologen Meyer Friedman und Ray Rosenman (1959). Ausgeprägte Eigenschaften dieses Typus sind das Streben nach Anerkennung, Aggressivität, Ehrgeiz, Zeitdruck und Wettbewerbsverhalten. Die Typ-A-Eigenschaftskonstellation soll, bedingt durch ihre Tendenz zu gesundheitsgefährdetem Verhalten, mit der Entstehung von koronaren Herzkrankheiten assoziiert sein. In einigen Studien (wie z. B. auch der *Framingham Heart Study*) konnte tatsächlich ein erhöhtes Risiko für Herz-Kreislauf-Erkrankungen bei Typ-A-Personen gezeigt werden. (Der Gegenpol zu Typ A wird im Übrigen **Typ B** genannt und zeichnet sich entsprechend durch eine geringe Ausprägung der Typ-A-Eigenschaften aus.)

Als **Typ C** wurde in den 1980er-Jahren ein Typus definiert, der durch seine Konstellation an psychosozialen Faktoren und Eigenschaften die Entstehung und den Verlauf von Krebserkrankungen beeinflussen können soll (das C steht für Cancer). Typ-C-Menschen sollen sehr freundlich, konfliktscheu und aufopfernd sein, haben jedoch eine Tendenz zur Hoffnungslosigkeit und einen Mangel an effektiven Bewältigungskompetenzen. Wissenschaftlich konnte eine solche Krebspersönlichkeit jedoch bislang nicht aussagekräftig nachgewiesen werden.

Da die Ergebnisse der Typen-Untersuchungen generell eher heterogen waren, wendet man sich seit Ende der 1980er-Jahre eher wieder ab von den Eigenschaftskonstellationen und fokussiert sich auf die Untersuchung einzelner Merkmale. Die belgisch-niederländische Arbeitsgruppe um Denollet entwickelte 1996 das **Typ-D-Persönlichkeitskonstrukt** (D für Distressed), welches durch die beiden Eigenschaften hohe negative Affektivität und **soziale Inhibition** charakterisiert ist. Erstere meint, dass die Persönlichkeit eine starke Tendenz zu negativen Emotionen (depressive Stimmung, Angst, Ärger) hat. Sozial inhibiert zu sein, bedeutet zudem, seine Gefühle zu unterdrücken und sich in sozialen Interaktionen unsicher zu fühlen. Das Typ-D-Persönlichkeitsmuster kann im Zusammenhang mit kardiovaskulären Erkrankungen aber auch Depression und Angst betrachtet werden (Denollet 2000).

5.1.2 Emotionen und Emotionsregulation als Risikofaktoren

Bestimmte Emotionen werden als Risikofaktoren für die körperliche und psychische Gesundheit diskutiert. Hierzu zählt insbesondere **Neurotizismus**, d. h. die Neigung zu negativen Emotionen (z. B. Ängstlichkeit, Niedergeschlagenheit, geringes Selbstwertgefühl).

Becker et al. (2004) führten Untersuchungen zum Zusammenhang von Persönlichkeit, chronischem Stress und körperlicher Gesundheit durch und fanden heraus, dass nicht nur die Stressbelastung (das Thema wird uns im nächsten Abschnitt beschäftigen), sondern auch die Persönlichkeit eine wichtige Rolle für körperliche Beschwerden und Erkrankungen spielen. Besonderes Augenmerk legten das Forschungsteam auf die Ausprägung des Neurotizismus. Eine hohe Ausprägung dieser Eigenschaft wurde als Ausdruck einer verminderten Fähigkeit zur Bewältigung externer und interner Anforderungen angesehen und damit als gesundheitlicher Risikofaktor betrachtet.

Neurotizismus steht v. a. mit einer Beeinflussung der seelischen Gesundheit im Zusammenhang. Das Merkmal soll generell mit einem mangelnden Wohlbefinden einhergehen (Becker et al. 2004; Schwarzer 2005).

Als weitere emotionale Eigenschaften stehen **Feindseligkeit** und die **Neigung, negative Emotionen zu unterdrücken**, als gesundheitskritisch in Verdacht.

Feindseligkeit, eine erhöhte Ärgerneigung und ineffektive Ärgerregulation (siehe auch Typ-A-Persönlichkeit) werden in Verbindung mit koronaren Herzerkrankungen diskutiert (Krantz & McCeney 2002). Der langfristigen Unterdrückung negativer Emotionen als Form der Emotionsregulierung werden ebenfalls gesundheitliche Störungen zugeschrieben. Eine Assoziation mit koronaren Herzerkrankungen wird zudem diskutiert (siehe auch Typ C und D; Gross 1998; Denollet 2000).

5.1.3 Überzeugungen und Erwartungen als Schutzfaktoren

Gut zu wissen | Schutzfaktoren

Schutzfaktoren (aus der Public-Health-Perspektive auch als Gesundheits- oder protektive Ressourcen bezeichnet) sind Gesundheitspotenziale von Menschen, die zur Erhaltung und Förderung der Gesundheit und des Wohlbefindens beitragen können. Wir unterscheiden in diesem Zusammenhang personale (interne) und soziale (externe) Faktoren.

Zu letzteren zählen Ressourcen, die auf dem Umfang und der Qualität der sozialen Einbettung (soziales Netz, soziale Unterstützung) und den situativen Lebens- und Arbeitsbedingungen von Menschen beruhen (→ Kapitel 4). Studien haben gezeigt, dass Menschen mit **sozialen Ressourcen** im Durchschnitt schneller gesund werden als solche, die sich einsam und nicht unterstützt fühlen (Schwarzer 2005).

Uns interessieren im Weiteren die **persönlichen Schutzfaktoren**, die uns helfen können, die Geschicke des Lebens zu bewältigen. Dies sind insbesondere Optimismus und Selbstwirksamkeitsbewältigung, d. h. subjektive Überzeugungen und Erwartungen. **Optimismus** (d. h. die Erwartung, dass „*schon alles gut gehen wird*") steht insbesondere in positivem Zusammenhang mit dem subjektiven Wohlbefinden, aber auch der körperlichen Gesundheit (Schreier et al. 2001; Segerstrom 2000). Die Selbstwirksamkeitserwartung bezieht sich auf die Überzeugung, ein gewünschtes Verhalten auch trotz Barrieren ausführen zu können (z. B. eine Diät durchzustehen oder das Rauchen aufzugeben) und ist ebenfalls ein wichtiger Prädikator für das subjektive Wohlbefinden und die subjektive Gesundheit (Bandura 1997; Schwarzer 2005).

Die **Selbstwirksamkeitserwartung** hat sich bei der Krankheitsbewältigung als einflussreich bewiesen. Patient:innen mit einer hohen Selbstwirksamkeitserwartung zeigen bspw. eine bessere → Rehabilitation nach einem Herzinfarkt oder einer Bypassoperation als solche mit einer geringen Erwartung.

Eine optimistische Sichtweise auf die Genesung und der Wille, wieder aktiv zu werden, haben sich als hilfreich bei der Regeneration und Anpassung an neue Lebensumstände gezeigt. Menschen, die pessimistisch oder ängstlich Einschränkungen oder Behinderungen entgegensehen, werden weniger schnell gesund als diejenigen mit optimistischen Überzeugungen und Erwartungen (Schwarzer 2005).

5.1.4 Resilienz als Schutzfaktor

Stellen Sie sich eine Gruppe von Menschen vor, die dauerhaft einem Stressor, z. B. Lärm, ausgesetzt ist. Sie werden in dieser Gruppe sicherlich viele Personen vorfinden, die körperliche Beeinträchtigungen in Form von Hörschäden aufweisen. Dennoch werden Sie auch einen gewissen Anteil von Personen ausmachen können, die keine gesundheitlichen Beeinträchtigungen beschreiben. In welchen Merkmalen unterscheidet sich der Personenkreis der Nichtbetroffenen von jenem der Betroffenen? Im Rahmen der Resilienzforschung gilt das primäre Interesse den Nichtbetroffenen.

Gut zu wissen | Resilienz
Die Wissenschaft spricht in diesem Zusammenhang von resilienten bzw. nicht resilienten Personen und versteht unter Resilienz eine stabile, situationsübergreifende, gesundheitsfördernde Personeneigenschaft – einen Schutzfaktor.

So zeichnen sich resiliente Menschen, Untersuchungen zufolge, durch **niedrige Neurotizismuswerte** aus. Sie sollen über starke innere Kontrollüberzeugungen sowie eine realistische Einschätzung der eigenen Fähigkeiten verfügen und Krisen schneller verarbeiten können. Resilienten Personen wird zudem oftmals ein gutes soziales Netzwerk zugeschrieben (Franke 2012).

Im Deutschen Resilienz Zentrum (DRZ) geht man im Rahmen des **Mainzer Resilienz-Projekts (MARP)** aktuell konkret der Frage nach, warum manche Menschen trotz mentaler und physischer Belastungen keine stressbedingte psychische Erkrankung entwickeln und welche Fähigkeiten und Ressourcen sie dabei einsetzen. Mithilfe der Untersuchung einer Kohorte von gesunden Probanden, die ins Berufsleben/Studium einsteigen und damit in eine Phase, in der häufig stressbedingte psychische Probleme zum ersten Mal oder erneut auftreten, sollen neue Wege zur → Prävention stressbedingter Erkrankungen gefunden und dadurch langfristig die hohen Fallzahlen dieser Erkrankungen verringert werden. Immerhin leiden etwa 30 % der Europäer:innen jedes Jahr unter einer stressbedingten psychischen Erkrankung. Resilienzforschung ist demnach so aktuell wie kaum zuvor.

Im Zusammenhang mit Resilienz wurden zudem zwei Persönlichkeitskonstrukte identifiziert, denen eine stressimmunisierende Wirkung zugeschrieben wird: **Kohärenzsinn** und **Hardiness**.

Auf erstere sind wir in → Kapitel 2.3 bereits eingegangen. Es geht beim Kohärenzgefühl weniger um eine Persönlichkeitseigenschaft als vielmehr um die Grundhaltung eines Menschen, die Welt als zusammenhängend und sinnvoll zu betrachten. Diese individuelle Einstellung zeigt auf, wie gut jemand in der Lage ist, vorhandene Ressourcen zum Erhalt seiner Gesundheit zu nutzen. Menschen mit ausgeprägtem **Kohärenzgefühl** sollen den alltäglichen Anforderungen und Belastungen, z. B. auch einer chronischen Erkrankung, besser begegnen können und dadurch gesünder sein (Antonovsky 1989). Der Kohärenzsinn ist grundsätzlich positiv mit einem subjektiven und körperlichen Wohlgefühl assoziiert (Schumacher et al. 2000; Schwarzer 2005).

Der Begriff Hardiness wurde von **Suzanne Kobasa** geprägt (1979). Ihre Annahmen beruhen auf der Untersuchung von äußerst gestressten Menschen, bei denen die Inzidenzrate (d. h. die Anzahl an Neuerkrankungen innerhalb eines definierten Zeitraums) von Erkrankung sehr niedrig war. Es sind dabei laut Kobasa die kognitiven Komponenten **Commitment** (Engagement und Selbstverpflichtung), **Control** (Kontrolle) und **Challenge** (Herausforderung), die Menschen mit der Eigenschaft Hardiness trotz großer Belastungen und kritischer Lebensereignisse vor Krankheit schützen können. Da im Rahmen des Konzepts der individuelle Umgang mit Stressoren im Vordergrund steht (Menschen mit der Eigenschaft sollen sich durch ihren sachlichen und problemorientierten Umgang mit Stresssituationen auszeichnen), wird Hardiness auch als Stresspuffermodell diskutiert (Knoll et al. 2013).

Der Vollständigkeit halber soll an dieser Stelle auch der Begriff **Vulnerabilität** (Verwundbarkeit) als Gegenteil von Resilienz (wird deshalb auch als Invulnerabilität bezeichnet) genannt werden. Der Begriff wird zur Erläuterung einer herabgesetzten Widerstandsfähigkeit gegenüber Belastungen verwendet und gerne im Zusammenhang mit Resilienz wissenschaftlich bearbeitet.

Literaturtipp

Die klassische Studie im Bereich der Resilienz-/Vulnerabilitätsforschung stammt von der amerikanischen Entwicklungspsychologin Emmy Werner. Sie konnte anhand ihrer Untersuchungen auf der Hawaiiinsel Kauai zeigen, dass sich Kinder trotz zahlreicher Risikofaktoren positiv entwickeln können:

Emmy E. Werner; Ruth S. Smith (1989): *Vulnerable but Invincible. A longitudinal study of resilient children and youth.* New York, NY: Adams, Bannister and Cox.

Webtipp [47] | Informationen zum Mainzer Resilienz Projekt (MARP) finden Sie unter:
http://s.narr.digital/8vcvj

Webtipp [48] | Die amerikanische Psychologenvereinigung stellt eine Anleitung zur Stärkung der Resilienz vor:
http://s.narr.digital/13fqa

5.2 Stress und Gesundheit und Krankheit

Gut zu wissen | Stress
Unter Stress werden in den Gesundheitswissenschaften die durch spezifische innere und äußere Reize (Stressoren) hervorgerufenen physischen und psychischen Reaktionen eines Individuums verstanden. Diese Reaktionen helfen einerseits, bestimmte Anforderungen zu bewältigen, können aber auch belastend auf den Körper und die Psyche wirken.

Im Rahmen der **Stressforschung** wurden in den verschiedenen Disziplinen (u. a. Physiologie, Psychologie, Ingenieurwissenschaften) unterschiedliche Ansätze und Konzepte entwickelt. So verwundert es nicht, dass der komplexe Begriff Stress nach wie vor unterschiedlich verwendet wird und es verschiedene Theorien zur Entstehung und Bewältigung von Stress gibt.

5.2.1 Stresstheorien

Aus biologisch-physiologischer Sicht wird Stress als ein Reaktionsmuster betrachtet. Der Mediziner **Hans Selye** entwickelte ab 1936 das **Allgemeine Adaptationssyndrom (AAS)**, das auf einer koordinierten physiologischen Antwortreaktion eines Organismus auf Stressoren basiert und aus den drei Phasen Alarmstadium, Widerstandsstadium und Erschöpfungsstadium besteht.

Die im Modell beschriebene Anpassungsleistung sichert den Menschen seit Jahrtausenden das Überleben (in bedrohlichen Situationen z. B. durch Angriff oder Flucht). Sie ist jedoch nicht unendlich. Krankheit tritt dann ein, wenn die Anforderungen an den Körper seine **Anpassungsleistung** überfordern, er also seinen Gleichgewichtszustand (Homöostase) nicht mehr aufrechterhalten kann. Gesundheit liegt dagegen dann vor, wenn durch permanente Adaptation die Homöostase bewahrt wird (Franke 2012).

Im Rahmen der **Live-Event-Forschung**, einer weiteren Gruppe von Stresstheorien, wird angenommen, dass (kritische) Lebensereignisse, wie z. B. der Tod eines Familienmitglieds, eine Scheidung, ein Umzug oder eine Heirat, Anpassungen erfordern und dadurch die Gesundheit beeinflussen und Krankheiten auslösen können. Die Überlegungen gehen zudem dahin, dass nicht nur die großen Lebensereignisse, sondern **Alltagsbelastungen (Daily Hassles)** ebenso relevant für Gesundheit und Krankheit sind, da sie eine permanente Neuanpassung des Organismus verlangen und in Überbelastung resultieren können. Auch chronischer Stress scheint negativere gesundheitliche Auswirkungen zu haben als vereinzelte oder kurzfristige Belastungen. Untersuchungen zeigen, dass Personen mit einer länger andauernden Stressbelastung (z. B. Arbeitslose) im Vergleich zu Personen ohne diese Reize schlechtere gesundheitliche Werte vorweisen (Jones & Bright 2001; Filipp & Aymanns 2010).

Zudem gibt es die Gruppe der kognitiv orientierten Theorien, die Stress als einen interaktiven Vorgang betrachten, bei dem ein Individuum angesichts einer kritischen Situation Einschätzungsprozesse (Kognitionen) vornimmt. Stress ist dabei „*not just an environmental stimulus or a response, but a troubled relationship between a person and the environment*" (Lazarus 1998, S. 168).

Das bekannteste, als **transaktional bezeichnete Stressmodell** wurde 1974 von **Richard Lazarus** veröffentlicht. Es ist in den Gesundheitswissenschaften u. a. deshalb von großer Bedeutung, weil es explizit Eingang in das wesentliche Konzept der Salutogenese gefunden hat (→ Kapitel 2).

Lazarus stellte in seiner Arbeit als Militärpsychologe fest, dass Menschen auf einen bestimmten Stressor sehr unterschiedlich reagieren können. Individuelle kognitive und emotionale Faktoren beeinflussen den Umgang mit Reizen und damit auch, ob diese eine Krankheit hervorrufen können. Das Modell legt den Fokus auf die **subjektive Wahrnehmung und Bewertung** von Stressoren in Stresssituationen und nicht allein auf die Eigenschaften eines Reizes oder die Stressreaktionen eines Organismus wie in den vorab beschriebenen Theorien. Es wird aufgrund dieses zwischengeschalteten Bewertungsprozesses zwischen Stressor und Stressreaktion als transaktional bezeichnet (und begreift Stresssituationen demnach als komplexe Wechselwirkungsprozesse zwischen Anforderungen der Situation und der handelnden Person). Lazarus unterscheidet bei der Auseinandersetzung mit einem Stressor drei Phasen oder auch Phänomene, die nachfolgend vorgestellt werden.

Primary Appraisal (Primäre Bewertung)

Wir bewerten die Bedeutung eines Reizes/eines Ereignisses zunächst in Hinblick auf unser Wohlbefinden. Der Reiz kann für uns irrelevant, positiv oder stresshaft (Überforderung unserer Bewältigungsmöglichkeiten) sein. Empfinden wir ihn als stressreich, schätzen wir im Weiteren ein, ob durch den Reiz bereits eine Schädigung/ein Verlust eingetreten ist, eine Beeinträchtigung droht oder eine positive Herausforderung (Challenge) entsteht.

Secondary Appraisal (Sekundäre Bewertung)

Wir bewerten im nächsten Schritt, ob wir die Möglichkeiten und Fähigkeiten besitzen, uns dem Stressor zu stellen bzw. ihn zu bewältigen.

(Primary und Secondary Appraisal müssen nicht zeitlich aufeinander folgen. Sie können sich auch überlappen und beeinflussen. Auch Neubewertungen des Reizes (Reappraisal) durch neue Informationen sind möglich.)

Coping (Bewältigung)

In der Phase des Coping kommt es zur eigentlichen Bewältigung der Stresssituation. Dabei unterscheidet Lazarus zwei Arten der Bewältigung: Im emotionsbezogenen Coping versuchen wir, unsere eigenen Gefühle in der Situation zu überblicken und zu bewältigen. Als problembezogenes, instrumentelles Coping werden dagegen alle Anstrengungen bezeichnet, die wir unternehmen, um eine Veränderung der Situation zu erzeugen (→ Kapitel 5.2.2).

Die Elemente des Stressmodels werden nachfolgend in → Abb. 17 noch einmal anhand der Bewältigung der Diagnose Typ-2-Diabetes verdeutlicht.

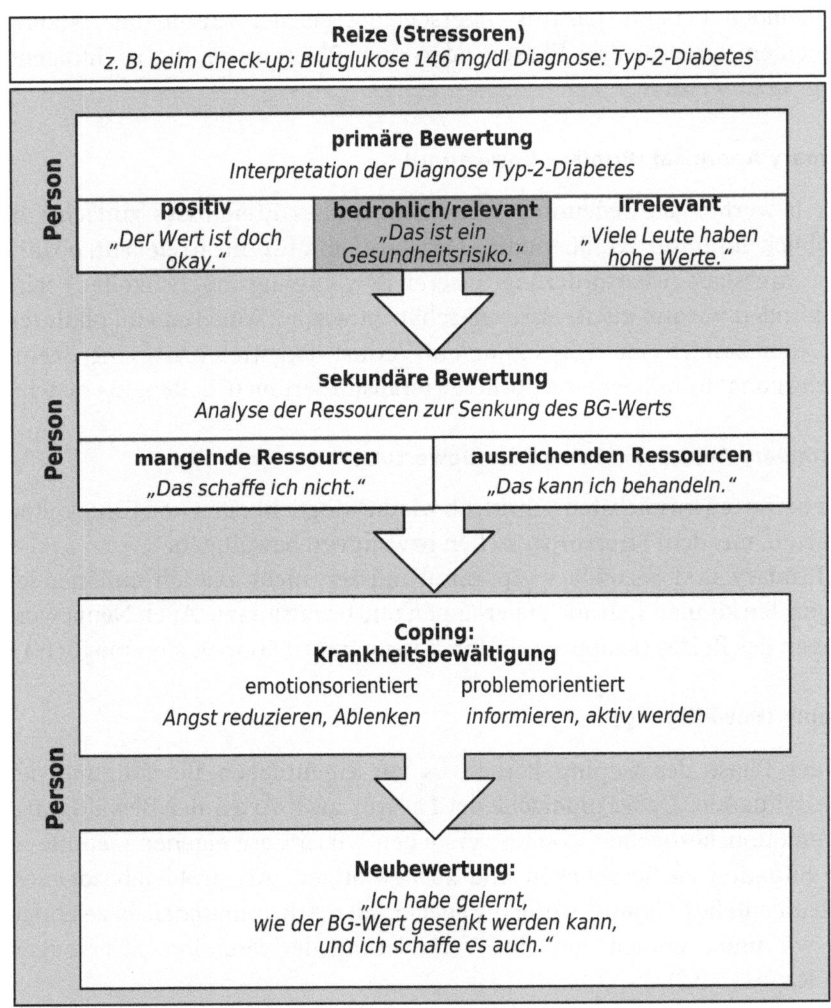

Abb. 17: Elemente des transaktionalen Stressmodells zur Krankheitsbewältigung am Beispiel der Diagnose Typ-2-Diabetes (Quelle: in Anlehnung an Lange 2020, S. 315)

5.2.2 Stressbewältigung

Gut zu wissen | Stressbewältigung
Bewältigung bezieht sich im Sinne der Stressforschung auf den Prozess der Handhabung externer und interner Anforderungen, die von einem Individuum in der Weise bewertet werden, dass sie die persönlichen Ressourcen beanspruchen oder übersteigen (Lazarus & Folkmann 1984).

Die Vielzahl von Theorien und Modellen zur Stressbewältigung lässt sich grundsätzlich in **dispositionelle, aktuelle und mikro- bzw. makroanalytische Ansätze** unterteilen. Dispositionelle Methoden beschäftigen sich mit spezifischen Persönlichkeitsmerkmalen, die in Stresssituationen in Form von charakteristischen Handlungen beobachtet werden können (z. B. Repression oder Hochängstlichkeit). Mikroanalytische Vorgehensweisen befassen sich mit spezifischen Bewältigungsmaßnahmen (z. B. Planung, Humor), makroanalytische Ansätze dagegen interessieren sich differenzierter für abstraktere Konstrukte der Bewältigung (z. B. Sensitization = verstärktes Hinwenden zu Stresssituationen).

Das **transaktionale Stressmodell** von Lazarus (→ Kapitel 5.2.1) ist aktuell das bislang populärste Modell zur Bewältigung. Seine Dichotomie der Bewältigung (emotionsbezogenes und problembezogenes Coping) wird nach wie vor in der Forschung oftmals aufgegriffen.

Mit **emotionsorientierter Bewältigung** werden Strategien beschrieben, bei denen eine Person darauf abzielt, nicht die Stresssituation selbst, sondern die damit verbundenen Emotionen zu verändern bzw. zu regulieren. Typische emotionsbezogene Strategien sind etwa:

- Einholen von Informationen (per Telefon, Internet, Beratungsstellen, Selbsthilfegruppen etc.),
- Einholen sozialer Unterstützung in der Verwandtschaft, im Freundeskreis etc. (z. B. den Ehepartner/die Ehepartnerin um Beistand bei einem Arztbesuch bitten),
- problemorientiertes Handeln (eingehende Analyse des Problems, Situationsveränderung wie z. B. Umzug, Jobwechsel etc.)

Beim **problemorientierten Coping** versucht eine Person, handelnd in die Stresssituation einzugreifen und diese zu ihren Gunsten zu verändern. Typische problembezogene Strategien sind:

- kognitives Umstrukturieren (sich sagen, dass es anderen noch schlechter geht, dass alles noch schlimmer hätte kommen können; die humorvolle Seite der Angelegenheit sehen etc.),
- sich innerlich distanzieren (durch Ablenkung oder „*Nicht daran denken*" etc.)
- Gefühle ausdrücken (durch Weinen, Schreien, „*Teller an die Wand schmeißen*" etc.) (nach Franke 2012, S. 120).

Grundsätzlich ist es wichtig zu verstehen, dass es nicht die eine besonders geeignete Coping-Strategie gibt. Es erscheint besser, viele unterschiedliche Bewältigungsfertigkeiten zu besitzen, die entsprechend der Stresssituation flexibel genutzt werden können.

5.2.3 Wie beeinflusst Stress die Gesundheit?

Dass Stress mit Gesundheit und Krankheit in Verbindung steht, ist unbestritten. Welche Einflussmöglichkeiten gibt es also demnach? Wissenschaftlich sind die **negativen Auswirkungen von Stress** intensiver untersucht worden als die positiven. Man geht dabei im Wesentlichen von direkten und indirekten Einflüssen aus.

Wenn Stress den Organismus direkt beeinflusst, ist es in erster Linie die nicht abgebaute Erregung, die Einfluss nimmt. Diese aufgebaute Erregung (und die wenigsten Menschen können sie effektiv abbauen) resultiert in einer Dauererregung und kann letztendlich zu körperlichen Schäden führen. Physiologisch kommt es durch das hohe Erregungsniveau zunächst zur Ausschüttung bestimmter Neurotransmitter und Hormone (z. B. Adrenalin und Noradrenalin) und langfristig zu **Beeinträchtigungen des Stoffwechsels.**

Wenn eine Stressbelastung anhält, der Körper sich also nicht mehr regenerieren kann, versucht er, sich an die (chronische) Belastung anzupassen (siehe Widerstandsphase im ASS). Da diese Phase nicht unbegrenzt ausgedehnt werden kann, kann es bei nicht mehr möglicher Anpassung zum Zusammenbruch des Organismus mit ernsthaften **Organerkrankungen** kommen (siehe Erschöpfungsphase). Der Organismus kann bei langen Widerstandsphasen zudem auch seine natürliche Fähigkeit zur Selbstregulation verlieren und sich dann bspw. in weniger stressreichen Phasen nicht mehr auf sein normales Ruheniveau einpendeln.

So besitzen langanhaltende, schwere Stressperioden, wie z. B. der Tod eines geliebten Menschen, ein hohes Potenzial für pathogene, körperliche Prozesse, die zu → Morbidität und → Mortalität führen können. Statistisch gesehen ist z. B. die → Lebenserwartung der verbleibenden Partner:innen nach Verwitwung reduziert (Schwarzer 2005). **Dauerhafter Stress** kann darüber hinaus das Immunsystem schwächen, was sich in einer generalisierten Beeinträchtigung von Heilungsverläufen und (Immun-)Reaktionen auf Infektionen und anderen Einwirkungen sowie auch Tumorbildungen niederschlagen kann.

Die indirekte Beeinflussung durch Stress steht in Zusammenhang mit der genetischen Prädisposition, Persönlichkeits- und kognitiven Variablen, Erfahrungen, dem individuellen Lebensstil sowie der sozioökonomischen Situation. Wann und wie Stressoren auftreten, wie sie subjektiv bewertet werden und sich gesundheitlich auswirken, wird von diesen Faktoren beeinflusst. Auch **Risikoverhaltensweisen** (bei Stressbelastung tendieren Menschen z. B. zu einer erhöhten Aufnahme von Nikotin oder Alkohol) zählen zu den indirekten Faktoren und können zu einer schnelleren Erschöpfung des Organismus in der Widerstandsphase beitragen.

Einigen Risikoverhaltensweisen müssen jedoch auch positive Wirkungen in Belastungssituationen und damit eine **Stressreduktion** zugeschrieben werden. Rauchen und Alkoholkonsum bspw. ist ohne Zweifel gesundheitsschädigend, kann jedoch bei Menschen auch Spannungszustände und Erregung abbauen (Franke 2012). Auch stehen, wie bereits zuvor dargestellt, bestimmte persönliche Schutzfaktoren und Grundeinstellungen (siehe Resilienz, Kohärenz) mit einer stressimmunisierenden Wirkung in Zusammenhang.

Es darf letztendlich nicht unerwähnt bleiben, dass ein grundsätzliches Stress- und Erregungsniveau für das Überleben eines Organismus unabdingbar ist. Positiver Stress (**Eustress** als Gegensatz zu negativem Stress, dem **Distress**) führt zu einer Erhöhung der Aufmerksamkeit und maximalen Leistungsfähigkeit des Körpers und wirkt auch bei längerem Auftreten positiv auf die psychische und physische Gesundheit. Eustress tritt z. B. in Glücksmomenten auf oder in Phasen, in denen jemanden zu bestimmten Leistungen motiviert ist.

5.3 Gesundheits- und Risikoverhalten

Welche Verhaltensweisen wirken sich förderlich auf die Gesundheit aus? Was ist ein gesunder bzw. ungesunder Lebensstil? Wodurch können Krankheiten vermieden oder aber auch befördert werden? Diese oder ähnliche Fragen hat sich mit Sicherheit jede:r von uns schon einmal gestellt und sich damit Gedanken über die eigenen Lebensgewohnheiten und die eigene Gesundheit gemacht. Auch wissenschaftlich wird diese Thematik bearbeitet und ist sowohl gesamtgesellschaftlich als auch gesundheitspolitisch (als Basis für die **Gesundheitsförderung** und **Prävention**) von großem Interesse.

Gut zu wissen | Gesundheitsverhalten vs. Risikoverhalten
Unter dem Begriff Gesundheitsverhalten werden alle Verhaltensweisen, -muster, Handlungen oder Angewohnheiten verstanden, die nach wissenschaftlichen (epidemiologischen) Erkenntnissen die Wahrscheinlichkeit erhöhen, dass Gesundheit erhalten, wiederhergestellt oder verbessert wird bzw. Krankheiten vermieden werden. Als Risikoverhalten können dagegen alle Verhaltensweisen bezeichnet werden, welche die Wahrscheinlichkeit für eine Gesundheitsschädigung bzw. Krankheitsentwicklung erhöhen (Faltermaier 2005).

Sowohl unter Expert:innen als auch in der Bevölkerung werden zu den Gesundheitsverhaltensweisen solche gezählt, die **riskante Gewohnheiten** meiden, d. h. im Wesentlichen:

- ausreichend Schlaf,
- gesunde Ernährung,
- sportliche Aktivität/Bewegung an der frischen Luft,
- Nichtrauchen (Statistisches Bundesamt 1998).

Für konkrete Aussagen, in welchem Umfang und welcher Dauer diese Verhaltensweisen zur Erhaltung der Gesundheit beitragen können, fehlen zum Teil wissenschaftliche Belege. Die verhaltensbedingten Risikofaktoren sind dagegen besser erforscht.

Kurz gefasst | Gesundheitsrisikofaktoren in Deutschland
Laut des letzten Gesundheitsberichts des Robert Koch-Instituts (2015) sind die sieben führenden Gesundheitsrisikofaktoren in Deutschland:

- Rauchen,
- zu viel Alkohol,
- niedriger Obst- und Gemüsekonsum,
- zu wenig Bewegung,
- Übergewicht,
- hohe Cholesterinwerte im Blut,
- Bluthochdruck.

Dabei ist **Rauchen**, im Folgenden erneut als Beispiel herangezogen und als das exemplarische Risikoverhalten näher dargestellt, die häufigste vermeidbare Todesursache in den Industrieländern. Auch wenn die Zahl der Raucher:innen in Deutschland rückläufig ist (→ Abb. 18), sterben hierzulande jedes Jahr schätzungsweise 143.000 Menschen an den Folgen des Tabakkonsums (Statista 2022).

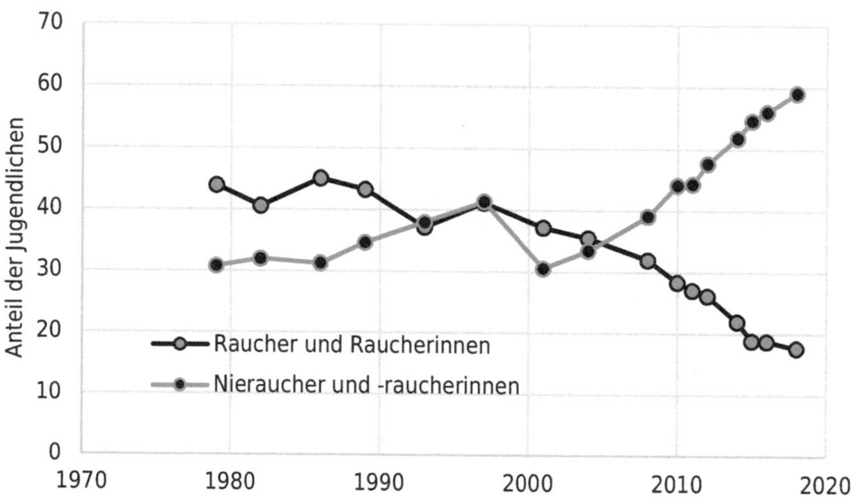

Abb. 18: Entwicklung des Raucher- und des Nie-Raucher-Anteils unter Jugendlichen und jungen Erwachsenen im Alter von 12 bis 25 Jahren in Deutschland im Zeitraum der Jahre von 1979 bis 2019 (Quelle: BZgA 2019)

An den **Gesamttodesfällen** durch Rauchen nehmen die Todesfälle bedingt durch Krebserkrankungen den größten Anteil ein. Rauchen stellt den Hauptrisikofaktor für Lungenkrebs dar. Von fünf Lungenkrebstodesfällen können vier auf das Rauchen zurückgeführt werden (Deutsches Krebsforschungszentrum 2020).

Der kausale Zusammenhang wurde bereits 1964 durch viele Studien mit konsistenten Ergebnissen als erwiesen dargestellt (Surgeon General 1964). Die bekannteste Studie war und ist die *British Doctors Study* der beiden berühmten Epidemiologen Richard Doll und Austin Bradford Hill, die schon 1956 die ersten überzeugenden und statistisch gesicherten Belege für eine Erhöhung des Lungenkrebsrisikos durch Tabakrauchen lieferte. Doll und Hill hatten dazu alle registrierten männlichen Ärzte Großbritanniens mittels eines Fragebogens zu ihren Rauchgewohnheiten befragt. Zwei Drittel (34.439) der Angeschriebenen nahmen an der Befragung teil, sodass angemessene Analysen und aussagekräftige Ergebnisse möglich waren. Die Studienteilnehmer:innen wurden, wenn möglich, regelmäßig bis 2001 nachbefragt, um den Verlauf ihres Rauchverhaltens zu begleiten (Doll et al. 2004).

Heutzutage ist die Frage nach dem **Rauchstatus** eine Standardfrage in jedem medizinischen und epidemiologischen Fragebogen und findet bei den wissenschaftlichen Auswertungen als Einflussfaktor große Berücksichtigung. Im Rahmen der *NAKO Gesundheitsstudie* werden die Proband:innen umfangreich nach ihrem aktuellen Rauchverhalten, aber auch nach dem der letzten Jahre und Jahrzehnte befragt.

Warum Menschen trotz der in der Regel bekannten gesundheitlichen Risiken ein Risikoverhalten leben oder entwickeln, soll im nächsten Abschnitt im Rahmen der Verhaltensmodelle betrachtet werden.

Webtipp [49] | Zum Bericht des Robert Koch-Instituts zur Gesundheit in Deutschland 2015 geht es hier:
http://s.narr.digital/rrayy

Webtipp [50] | Den Europäischen Gesundheitsbericht 2015 der WHO finden Sie hier:
http://s.narr.digital/l2cqx

5.3.1 Modelle des Gesundheitsverhaltens

Mithilfe von Theorien und Modellen wird versucht, den Prozess des Gesundheitsverhaltens im Kontext der Lebensbedingungen zu erklären. Als wesentliche Einflussfaktoren auf das Verhalten werden kognitive, soziale und soziodemografische Faktoren betrachtet. Die Modelle dienen zum einen dazu, die **Wahrscheinlichkeit bestimmter Verhaltensweisen** vorherzusagen. Zum anderen liefern sie eine theoretische Basis für Interventionen zur Verhaltensveränderung (→ Gesundheitsförderung).

Nachfolgend werden exemplarisch jeweils zwei wesentliche kontinuierliche Prädiktionsmodelle und **dynamische Stadienmodelle** vorgestellt. Kontinuierliche Modelle betrachten spezifische Variablen (z. B. Risikowahrnehmung, Selbstwirksamkeit, Einstellung) als prädiktiv für ein bestimmtes Gesundheitsverhalten und nehmen an, dass eine Person je nach Ausprägung dieser Variablen auf einem bestimmten Punkt des Kontinuums der Verhaltenswahrscheinlichkeit angesiedelt werden kann. Stadienmodelle gehen dagegen von qualitativ unterschiedlichen Stadien aus, die Personen während eines Prozesses der Verhaltensänderung durchlaufen und die an Aspekten der Informiertheit, Entscheidungsfindung, Planung, Handlung und Aufrechterhaltung einer Verhaltensänderung ansetzen.

Eines der frühesten und bekanntesten (kontinuierlichen) Modelle wurde in den 1950er-Jahren von **Irwin M. Rosenstock** entwickelt: das **Health-Belief-Modell** (Modell gesundheitlicher Überzeugungen). Das Modell basiert auf vier wesentlichen subjektiven Gesundheitsüberzeugungen:

- die wahrgenommene (eigene) Gefährdung durch eine Krankheit,
- die wahrgenommene Gefährlichkeit einer Krankheit,
- der wahrgenommene Nutzen einer Maßnahme,
- die wahrgenommenen Kosten einer Maßnahme.

Das Gesundheitsverhalten muss man sich demnach als subjektive **Kosten-Nutzen-Abwägung** vorstellen: Eine Person zeigt dann ein Gesundheits- bzw. Vorsorgeverhalten, wenn eine persönliche Gefährdung durch eine als bedrohlich wahrgenommene Krankheit angenommen und der Nutzen von vorbeugenden Maßnahmen höher als die Kosten dieser eingeschätzt wird. Soziodemografische und soziopsychologische Variablen (z. B. die Persönlichkeit oder das soziale Umfeld) haben Einfluss auf die subjektiven Wahrnehmungen.

Im Rahmen des Modells wird davon ausgegangen, dass durch → Aufklärung und Motivation die Kosten-Nutzen-Relation beeinflusst und so das Gesundheitsverhalten in der Bevölkerung positiv unterstützt werden kann. Viele Aufklärungskampagnen funktionieren auch heute noch nach diesem Prinzip (siehe z. B. auf der Website der BZgA).

Die **Theorie des geplanten Verhaltens** (Theory of Planned Behavior von Ajzen, 1985) ist einer der am häufigsten verwendeten Ansätze zur Erklärung und Vorhersage von Gesundheitsverhalten. Sie versucht darzulegen, wie eine Absicht/Intention, also eine bewusste Entscheidung einer Person entsteht, ein bestimmtes Verhalten auszuüben oder ein bestimmtes Ergebnis zu erreichen. Die Intention gilt als wichtigste Variable zur Vorhersage des Verhaltens und wird beeinflusst durch die persönliche Einstellung, die subjektive Norm, d. h., wie andere, für einen wichtige Personen das Verhalten bewerten, und die wahrgenommene Verhaltenskontrolle.

Am Beispiel einer körperlichen Aktivität lässt sich dies veranschaulichen (→ Tabelle 5).

Einstellung	Regelmäßige Bewegung ist gut.
Subjektive Norm	Nicht alle mir wichtigen Menschen sehen das so, sollten sie aber.
Verhaltenskontrolle	Häufig fehlt mir einfach die Zeit, mich zu bewegen.
▸ **Intention**	So oft wie möglich bewegen.
▸ **Verhalten**	Bewegung!

Tabelle 5: Beispiel einer körperlichen Aktivität (Quelle: eigene Darstellung)

Da den früheren Modellen eine eher beschränkte Vorhersagekraft zugeschrieben wurde, entstanden in den 1980er- und 1990er-Jahren neue Konzepte, die empirisch besser geprüft und überzeugender waren. Das **Sozial-kognitive Prozessmodell des Gesundheitsverhaltens** (Health Action Process Approach – HAPA-Modell) des deutschen Gesundheitspsychologen **Ralf Schwarzer** (2008) ist international sehr anerkannt. Es baut auf den bisherigen Modellen auf, stellt die Entscheidungsprozesse jedoch wesentlich differenzierter dar und liefert dadurch mehr Ansatzpunkte zur Verhaltensänderung.

Das **HAPA-Modell** nimmt an, dass der Prozess des Gesundheitsverhaltens mindestens zwei Phasen umfasst, die nacheinander ablaufen:

- Motivationale Phase mit Intentionsbildung („*Ich bilde die Absicht, ein bestimmtes Verhalten zu ändern.*“ = Zielsetzung): In sie fließen die persönliche Risikowahrnehmung sowie die Handlungsergebnis- und Selbstwirksamkeitserwartung ein.
- Volitionale Phase mit Handlungswillen („*Ich habe den Entschluss gefasst, ein bestimmtes Verhalten zu ändern.*“ = Zielverfolgung): Dazu gehören die Planung, Realisierung und Aufrechterhaltung des Zielverhaltens.

Für eine Verhaltensänderung muss folglich neben der Absicht auch der Wille (Volition) vorhanden sein, im Rahmen dessen die Umsetzung der Verhaltensziele konkret geplant und kontrolliert wird (ebenda). Für die Analyse und Vorhersage von Verhaltensänderungen untersucht man dann bspw. den Weg von der Risikowahrnehmung bis zum Verhalten und bestimmt die Relevanz der dazwischen liegenden Faktoren.

Auf Basis der Phasen ist es anhand des Modells auch möglich, Personen in die **Gruppen** Unmotivierte, Motivierte und Handelnde einzuteilen und für jede Gruppe eine spezifische Fördermaßnahme zu konzipieren (→ Abb. 19).

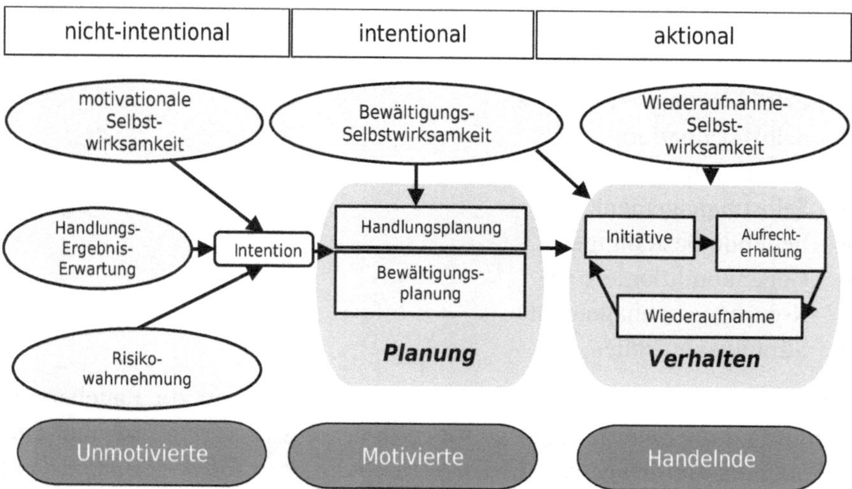

Abb. 19: Das sozial-kognitive Prozessmodell des Gesundheitsverhaltens (Quelle: in Anlehnung an Schwarzer & Fleig 2014, S. 339)

Beim **Transtheoretischen Modell der Verhaltensänderung** (Transtheoretical Model – TTM-Modell) von **James Prochaska** und **Carlo DiClemente** (1983) handelt es sich ebenso wie beim HAPA um ein Stadienmodell.

Im Mittelpunkt stehen gleich sechs verschiedene Stadien (Stufen) der Verhaltensänderung:

1. Präkontemplation („*Keine Absicht, ein problematisches Verhalten zu ändern*"),
2. Kontemplation („*Absicht, das problematische Verhalten irgendwann zu verändern*"),
3. Vorbereitung („*konkrete Planung, das problematische Verhalten demnächst zu ändern/Vollziehung erster Schritte*"),
4. Handlung („*Vollziehung der Verhaltensänderung*"),
5. Aufrechterhaltung („*Aufgabe des problematischen Verhaltens seit einem längeren Zeitraum*"),
6. Termination („*dauerhafte Aufgabe des alten Verhaltens/Verinnerlichung und Aufrechterhaltung des neuen Verhaltens*").

Für das Vorrücken von einer Stufe zur nächsten wurden zehn verschiedene **Parameter** definiert, die ein (problematisches) Verhalten und damit zusammenhängende Kognitiven und Emotionen beeinflussen und verändern können:

- Bewusstwerdung,
- Erleichterung,
- Selbstevaluation,
- Evaluation der Umwelt,
- Selbstmanagement,
- helfende Beziehungen,
- Gegenkonditionierung,
- Kontingenzmanagement,
- Stimuluskontrolle.

Hurrelmann führt hierzu das Beispiel von „Maßnahmen zur Raucherentwöhnung" an: „*Zunächst sollten Strategien der Wissensvermittlung und Einstellungsänderung eingesetzt werden (Herstellung einer ‚Tabak-Distanz'), dann Strategien der Verstärkung des eigenen und des Verhaltens der gesamten Umwelt. Ziel ist die Entwicklung ‚maßgeschneiderter', an individuelle Entwicklungsstufen angepasster Interventionsprogramme.*" (Hurrelmann 2000, S. 118)

5.3.2 Gesundheitskompetenz

Zum Abschluss des Kapitels soll im Zusammenhang mit dem individuellen Umgang mit Gesundheit noch auf ein weiteres, recht junges Konzept hingewiesen werden, das seit den 1990er-Jahren zunehmend erforscht und diskutiert wird: die Gesundheitskompetenz (im englischsprachigen Raum als **Health Literacy** bezeichnet).

Der Begriff ist (noch) nicht einheitlich definiert. Aus klinischer Sicht beschreibt Gesundheitskompetenz die Fähigkeit von Patient:innen, Zugang zu **Gesundheitsinformationen** zu haben, diese zu lesen, zu verstehen und im Alltag umsetzen zu können. Eine solche Kompetenz ermöglicht es den Personen, sich im Gesundheitssystem zurechtzufinden und z. B. Therapieempfehlungen umzusetzen.

Gut zu wissen | Gesundheitskompetenz
Aus der Perspektive von Public Health ist der Begriff umfassender definiert und geht über das Verstehen und Anwenden von Gesundheitsinformationen hinaus. Gesundheitskompetenz meint demnach vielmehr ein alltagspraktisches Wissen im Umgang mit Gesundheit und Krankheit und bezieht sich auf die Fähigkeiten eines Menschen, mit seinem eigenen Körper und den ihn gesundheitlich prägenden Lebensbedingungen bewusst umzugehen.

Zahlreiche Untersuchungen haben gezeigt, dass vielen Menschen schlicht das nötige Wissen fehlt, um sich gesundheitsfördernd zu verhalten (Franke 2012). In empirischen Studien konnten ebenfalls statistische **Zusammenhänge zwischen Gesundheitskompetenz** (in der Regel über das Verstehen von Gesundheitsinformation erfasst) und verschiedenen **Gesundheitsindikatoren**, wie z. B. einem guten Gesundheitszustand, gesunder Ernährung oder → Lebenserwartung, dargestellt werden (Abel et al. 2015).

Die Aneignung und Nutzung von Gesundheitskompetenz ist stark von dem sozialen Hintergrund eines Menschen abhängig und wird insbesondere durch **Kultur, Bildung und Erziehung** geprägt. Dieser Hintergrund beeinflusst die Möglichkeiten und individuelle Motivation, sich Gesundheitswissen zu erschließen und in unterschiedlichen Bereichen (z. B. in der Familie oder im Arbeitsleben) zur Gesunderhaltung und Gesundheitsförderung zu nutzen. In diesem Kontext als Ressource oder Potenzial verstanden, kann Gesundheitskompetenz helfen, die eigene Gesundheit und die diese beeinflussenden Faktoren besser zu überblicken und dadurch die individuelle Gesundheit sowie auch deren Rahmenbedingungen zu verbessern.

* Zusammenfassung

In diesem Kapitel haben wir uns mit individuellen Rahmenbedingungen für Gesundheit und Krankheit befasst. Zunächst wurden Aspekte im Zusammenhang mit der Persönlichkeit eines Menschen vorgestellt. Neben den in der Diskussion stehenden Typen A, C und D sind es insbesondere bestimmte Persönlichkeitsmerkmale (Emotionen und Überzeugungen; Resilienz), die als gesundheitsrelevante Risiko- und Schutzfaktoren fungieren.

Darüber hinaus wurden wesentliche Möglichkeiten zur Entstehung und Bewältigung von Stress thematisiert sowie seine gesundheitlichen Auswirkungen betrachtet.

Im letzten Abschnitt erfolgte eine Vorstellung der individuellen Verhaltensweisen, die als gesundheitsförderlich oder schädigend angesehen werden. Zudem wurden wichtige Modelle des Gesundheitsverhaltens und der Verhaltensänderung (Health-Belief-Modell, Theorie des geplanten Verhaltens, HAPA, TTM) sowie das Konzept der Gesundheitskompetenz erläutert. Auf dieser Grundlage können Maßnahmen im Rahmen der → Gesundheitsförderung und → Prävention ansetzen.

✎ Aufgaben zur Selbstüberprüfung

1. Nennen Sie die wesentlichen persönlichen Schutz- und Risikofaktoren!
2. Was bedeutet Coping und welche Formen gibt es?
3. Was sind die Hauptmerkmale des HAPA-Modells?

Zusatzmaterial | Lösungen und weitere Wissensaufgaben finden Sie unter
http://s.narr.digital/1pggp.

6 Politik und Gesundheit - Strukturen, Prozesse, Akteure

Überblick | In diesem Kapitel lernen Sie ...

- das komplexe System des Gesundheitswesens zu verstehen, dessen grundlegende Aufgabe es ist, die Gesundheit unserer Gesellschaft zu erhalten und zu fördern sowie Krankheiten zu behandeln und vorzubeugen.
- die Besonderheiten und Grundprinzipien des deutschen Gesundheitssystems zu benennen,
- die verschiedenen Akteure und ihre Funktionen zu identifizieren,
- die Unterschiede hinsichtlich der Krankenversicherung sowie die Bedeutung der Pflegeversicherung herauszuarbeiten,
- die Formen und wesentlichen Merkmale der Versorgung zu unterscheiden.

6.1 Grundstrukturen

Wenn Sie krank sind, haben Sie es hierzulande nicht schwer, medizinische Hilfe zu finden. In unserem Gesundheitssystem gibt es ein dichtes Netz von **Versorgungsmöglichkeiten**. Unserer Gesundheitspolitik ist daran gelegen, dass:

- alle Bürger:innen im Krankheitsfall die Versorgung erhalten, die sie benötigen – unabhängig vom Einkommen und sozialen Stand,
- dass eine Krankenversorgung bereitgestellt wird, welche die Würde des Menschen und das Selbstbestimmungsrecht bestmöglich beachtet,
- dass die Bevölkerung mit der Krankenversorgung zufrieden ist und
- dass unser Gesundheitssystem dabei effizient und wirtschaftlich arbeitet (Statistisches Bundesamt 1998).

Um diese Ziele zu bewerkstelligen, bedarf es staatlicher und einer Vielzahl privatwirtschaftlicher Strukturen. Die nachfolgenden Ausführungen sollen einen Überblick zu unserem komplexen Gesundheitssystem geben.

6.1.1 Gesundheitssysteme im Vergleich

Obwohl es letzten Endes um die gleichen Aufgaben in der gesundheitlichen Versorgung der Bevölkerung geht, unterscheiden sich die **Gesundheitssysteme in den Industrieländern** aufgrund ihrer historisch-politischen Entwicklung zum Teil stark voneinander. Wie stellen sich die Systeme im Einzelnen dar?

Staatlich finanzierte Gesundheitssysteme

Die Mittel zur Finanzierung der Gesundheitsleistungen werden insbesondere über allgemeine Steuern aufgebracht. Die Inanspruchnahme ist für alle Bürger:innen kostenlos. Die Organisation und die Regelung erfolgen in diesem System durch den Staat. Steuerfinanzierte Gesundheitssysteme finden sich z. B. in Großbritannien, Schweden, Dänemark, Irland, Griechenland, Spanien und Italien.

Sozialversicherungssysteme

Dieses System wird auch **Bismarck'sches System** genannt, da es auf der 1883 vom damaligen Reichskanzler Otto von Bismarck initiierten → Sozialgesetzgebung (→ Kapitel 1 und siehe auch unten) beruht. Die Finanzierung des Gesundheitssystems erfolgt hier über Versicherungsbeiträge der Bürger:innen (insbesondere der Arbeitnehmer:innen), errechnet am Einkommen. Die → Leistungserbringung liegt in öffentlicher, frei gemeinnütziger und privater Trägerschaft, nicht in staatlicher wie beim staatlich finanzierten System. Das **deutsche Gesundheitssystem** ist ein solches Sozialversicherungssystem. Weitere Beispiele sind Frankreich, Österreich, Niederlande, Belgien, Luxemburg und Japan.

Marktwirtschaftlich orientierte Systeme

Die Finanzierung erfolgt zum größten Teil über privatwirtschaftliche Versicherungsunternehmen. Die Bürger:innen müssen sich demnach privat versichern oder für ihre Behandlungskosten und ihren Verdienstausfall selbst aufkommen. Der Einfluss des Staates auf das gesundheitspolitische Geschehen ist gering. Als wichtigstes Beispiel für dieses System gilt die USA.

6.1.2 Charakteristische Merkmale des deutschen Gesundheitssystems - Bismarcks Erbe

Wesentliche Charakteristika des deutschen Gesundheitswesens basieren auf der **Sozialpolitik des Deutschen Kaiserreichs**. Mit seiner Sozialgesetzgebung versuchte Otto von Bismarck auf die durch die Industrialisierung hervorgerufene soziale Not der Arbeiter:innen Ende des 19. Jahrhunderts zu reagieren und die bis dahin existierenden Formen der sozialen Absicherung (Kassen von Handwerkszünften, Krankenkassen der Fabrikarbeiter:innen) zu vereinheitlichen (→ Kapitel 1).

Die Kenntnis dieser **Besonderheiten des deutschen Gesundheitssystems** ist für dessen Verständnis unerlässlich und darüber hinaus sehr hilfreich, um aktuellen Problemen und politischen Diskussionen zu folgen:

- Für die Finanzierung der medizinischen Versorgung des größten Teils der Bevölkerung wurde 1883 im Rahmen der Bismarck'schen → Sozialgesetzgebung die gesetzliche Krankenversicherung (GKV) gegründet.
- Die GKV wurde als Versicherung für Arbeitnehmer:innen konzipiert. Die Finanzierung erfolgte und erfolgt auf Grundlage dessen durch Beiträge auf die Arbeitseinkommen der Mitglieder.
- Die GKV stellte und stellt nach wie vor eine Pflichtversicherung für einen Teil der Bevölkerung dar – früher insbesondere der Industriearbeiterschaft. (Die → Versicherungspflichtgrenze lag im Jahr 2020 bei 62.550 € Brutto-Jahreseinkommen.)
- Die Krankenkassen (und kassenärztlichen Vereinigungen, auf die im Folgenden nochmals eingegangen wird) waren und sind sogenannte selbstverwaltete Körperschaften des öffentlichen Rechts. Sie sind dementsprechend nicht unmittelbar ein Teil der staatlichen Verwaltung und müssen keine Weisungen des Staates empfangen. Dieser gibt lediglich den Rahmen vor und führt Aufsicht.
- Damit im Zusammenhang steht die → korporatistische Steuerung, d. h., dass Entscheidungen auf die Verbände verlagert werden. Die Verbände, in welchen die Krankenkassen organisiert sind, sind die eigentlich handelnden Akteure im deutschen Gesundheitswesen (→ Kapitel 6.2.2). Im Kontext der Bismarck'schen Sozialreformen sollte eine solche Übertragung von Aufgaben der Selbstverwaltung den Staat entlasten und eine größere Ortsnähe der Verwaltung, aber auch Aufsicht über gesellschaftliche Klassen, denen die Regierung misstraute, ermöglichen (Schmidt 1998).

- Nach wie vor sichert dieses Modell dem Staat durch die Vorgabe von Rahmenbedingungen einen Einfluss auf die Entwicklung des Gesundheitssystems, befreit ihn jedoch auch von der direkten Administration.
- Nach der Einführung der GKV gewann diese schnell an Bedeutung. Die Anzahl der Mitglieder stieg (von anfangs 10 % auf mittlerweile fast 90 % der Bevölkerung; Bundesgesundheitsministerium 2016) und damit auch die beruflichen Perspektiven und der Einfluss der Ärzteschaft. Diese forderte u. a. größere Autonomie und eine bessere Vergütung. Es kam um die Wende zum 19. Jahrhundert zu Auseinandersetzungen zwischen den Kassen und den niedergelassenen Ärzt:innen, mit dem Ergebnis, dass sich die Ärzteschaft ein Monopol auf die ambulante Versorgung der Bevölkerung sichern konnte.
- Dieses und die damit verbundene strikte Trennung von ambulanter und stationärer medizinischer Versorgung bestehen bis heute fort und erklären die insgesamt eher geringe Interaktion der gesundheitlichen Versorgung. Im ambulanten Bereich dominiert die Einzelarztpraxis – eine kleinbetriebliche Struktur. Größere Einrichtungen, die komplexere Versorgungsaufgaben wahrnehmen könnten, sind wenig entstanden (Gerlinger & Burkhardt 2017).

Demnach lassen sich zusammenfassend vier bestehende Grundprinzipien des deutschen Gesundheitswesens herausstellen.

Kurz gefasst | Grundprinzipien des deutschen Gesundheitswesens

- **Versicherungspflicht:** Es besteht grundsätzlich für alle Bürger:innen die Verpflichtung, sich bei einer GKV zu versichern. Wer über die → Versicherungspflichtgrenze hinaus verdient, zu den Beamt:innen oder Selbständigen zählt, kann sich bei einer privaten Krankenkasse versichern.
- **Beitragsfinanzierung:** Die Finanzierung der Gesundheitsversorgung erfolgt überwiegend über die Beiträge der krankenversicherten Bürger:innen und der Arbeitergeber.
- **Solidaritätsprinzip:** Das Gesundheitssystem stellt eine Solidargemeinschaft dar, in der alle gesetzlich Versicherten zusammen das persönliche Risiko der medizinischen Versorgungskosten im Krankheitsfall oder des Verdienstausfalls tragen und alle den gleichen Versorgungsanspruch haben.

- **Selbstverwaltungsprinzip**: Die Rahmenbedingungen der medizinischen Versorgung werden vom Staat vorgegeben, die konkrete Ausgestaltung, Organisation und Finanzierung obliegt jedoch den gesetzlich bestimmten Einrichtungen der *„gemeinsamen Selbstverwaltung"* im Gesundheitswesen, also Vertreter:innen der Ärzteschaft, Psychotherapeut:innen, Krankenhäuser, Krankenkassen und der Versicherten (IQWiG 2018).

6.2 Akteure im deutschen Gesundheitssystem

Bei den zahlreichen Akteuren im deutschen Gesundheitssystem ist es nicht leicht, den Überblick zu behalten.

Die nachfolgenden Erläuterungen sollen zum Verständnis und zur Übersichtlichkeit beitragen. Stellen Sie sich dazu grundsätzlich **drei hierarchische Ebenen** von Akteuren vor, die in den nächsten Abschnitten eingehender beschrieben werden (→ Abb. 5 in Kapitel 1.3):

1. Einige der wichtigsten Akteure befinden sich auf der staatlichen und politischen Ebene: Bundestag, Bundesministerium für Gesundheit (BMG) und angeschlossene Institutionen sowie Bundesländer. Durch die Verabschiedung von Gesetzen und Verordnungen überwachen sie das Verhalten der anderen Akteure. In den Parteien und Fraktionen werden zudem gesundheitspolitische Willensbildungsprozesse in Kommissionen oder Arbeitsgruppen entwickelt.
2. Die → korporatistischen Akteure (Körperschaften und Verbände) auf der zweiten Ebene sollen die gesundheitliche Versorgung mittels der gesetzlichen Krankenversicherung organisieren und sicherstellen. Ihnen obliegt zudem und wiederum die Regulierung des Verhaltens ihrer Mitglieder, z. B. durch Berufsordnungen.
3. Auf der dritten Ebene, jener der Individualakteure, befinden sich v. a. Unternehmen sowie einzelne Organisationen und deren Vereinigungen, die unter Beachtung der gesetzlichen Bestimmungen Gesundheitsgüter (d. h. Dienstleistungen zur Heilung, Verbesserung oder Erhaltung der Gesundheit) anbieten oder nachfragen.

6.2.1 Staatliche Stellen - die erste Ebene

Bundestag

Der Deutsche Bundestag besitzt einen weitreichenden Einfluss auf die Gestaltung des Gesundheitswesens. Alle gesundheitspolitischen Fragen, die durch Bundesgesetze geregelt werden müssen, werden durch ihn entschieden:

- Grundsatzfragen der gesetzlichen Kranken-, Renten- und Unfallversicherung (Sozialgesetzbuch – SGB V, VI, VII),
- Rahmenbedingungen für die Krankenhaus- und Arzneimittelversorgung (z. B. Krankenhausentgeltgesetz oder Arzneimittelgesetz),
- Rahmenbedingungen für Medizin- und Blutprodukte, besondere medizinische Behandlungsmöglichkeiten (z. B. Bundesgesetz zur Fortpflanzungsmedizin) oder für bestimmte Gesundheitsberufe (Gesetz über die Berufe in der Krankenpflege).

Bundesministerium für Gesundheit (BMG)

Dem Bundesministerium für Gesundheit obliegt die Ausarbeitung von Gesetzesvorhaben, Verordnungen und Verwaltungsvorschriften, über die der Bundestag entscheidet. Damit kommt dem BMG die Hauptrolle unter den staatlichen Akteuren des Gesundheitswesens zu.

Es beaufsichtigt zudem die bundesunmittelbaren Verbände und Gremien der gemeinsamen Selbstverwaltung in der Kranken- und Pflegeversicherung (z. B. Spitzenverband Bund der Krankenkassen, Kassenärztliche Bundesvereinigung – KBV, Gemeinsamer Bundesausschuss Ärzte Krankenkassen – G-BA).

Im Geschäftsbereich des BMG tätige Institutionen

Das BMG unterhält mehrere Bundesbehörden zur Umsetzung seiner Aufgaben:

- Bundeszentrale für gesundheitliche Aufklärung (BZgA) zur Entwicklung von Strategien und Kampagnen im Rahmen der Gesundheitsförderung und Prävention (z. B. „*Gib AIDS keine Chance*“ → Kapitel 3.3.1),
- Bundesinstitut für Arzneimittel und Medizinprodukte (BfArM) zur Arzneimittelzulassung und Risikobewertung von Arzneimitteln und Medi-

zinprodukten sowie zur Überwachung des Betäubungsmittelverkehrs („*Bundesopiumstelle*"),

- Paul-Ehrlich-Institut (PEI) für die Sicherheit biologischer und immunbiologischer Arzneimittel (z .B. Impfstoffe) sowie Blut und Blutprodukte,
- Robert Koch-Institut (RKI) als Forschungs- und Beratungsstelle in Public-Health-Fragen (Erkennung, Verhütung und Bekämpfung von Krankheiten; Gesundheitsberichterstattung) (Dem RKI obliegt im Übrigen die externe Qualitätssicherung im Rahmen der *NAKO Gesundheitsstudie*, d. h. die Überprüfung und Begleitung der standardmäßigen Untersuchungsdurchführung und Datenerfassung in den einzelnen Studienzentren.),
- Deutsches Institut für Medizinische Dokumentation (DIMDI) zur Bereitstellung großer medizinischen Datenbanken (zum Teil kostenlos nutzbar).

Sachverständigenrat zur Begutachtung der Entwicklung im Gesundheitswesen

Der Sachverständigenrat zur Begutachtung der Entwicklung im Gesundheitswesen (SVR-Gesundheit) fungiert als Beratungsgremium für die Bundesregierung und das BMG. Der Rat von Wissenschaftler:innen fertigt alle zwei Jahre ein für die gesundheitspolitische Diskussion einflussreiches Gutachten zur Entwicklung der gesundheitlichen Versorgung an.

Bundesländer und Kommunen

Die Länder bzw. Länderministerien sind im deutschen Gesundheitswesen für die stationäre Versorgung und den öffentlichen Gesundheitsdienst zuständig. Sie müssen demnach zum einen für eine leistungsfähige und bedarfsgerechte Krankenhausversorgung sorgen und sich zum anderen auf kommunaler Ebene um Aufgaben im öffentlichen Gesundheitsdienst kümmern (z. B. Einschulungsuntersuchungen, Schwangeren- und Mütterberatung, sozialpsychiatrische Versorgung). Diese Aufgaben werden im Regelfall von den Gesundheitsämtern übernommen.

6.2.2 Körperschaften und Verbände - die zweite Ebene

Zu den Körperschaften und Verbänden der gemeinsamen Selbstverwaltung, denen die zentrale Rolle der Gestaltung und administrativen Steuerung im deutschen Gesundheitswesen obliegt, zählen die Verbände der Krankenkassen, die Kassenärztlichen Vereinigungen (KVs) sowie die bundesweiten Spitzenorganisationen der Krankenhausgesellschaften. Das wichtigste Gremium und oberste Beschlussorgan dieser Körperschaften und Verbände ist der Gemeinsame Bundesausschuss (G-BA), der innerhalb des vom Gesetzgeber bereits vorgegebenen Rahmens bestimmt, welche Leistungen der medizinischen Versorgung von der GKV im Einzelnen übernommen werden.

Die Krankenkassen und ihre Verbände

Laut Sozialgesetzbuch (SGB V) werden sieben Krankenkassenarten, entsprechend ihrer Entstehungsgeschichte aus den berufsständigen Hilfskassen, unterschieden:

1. Ortskrankenkassen (AOK),
2. Betriebskrankenkassen (BKK),
3. Innungskrankenkassen (IKK),
4. Landwirtschaftliche Krankenkassen,
5. See-Krankenkasse,
6. Bundesknappschaft,
7. Ersatzkassen.

Die verschiedenen Kassen sind in Landesverbänden (gilt für AOK, BKK und IKK) organisiert und besitzen auf Bundesebene einen gemeinsamen Spitzenverband (Bund der gesetzlichen Krankenkassen – **GKV-Spitzenverband**), der 2008 an die Stelle der bis dahin existierenden sieben Spitzenverbände der verschiedenen Kassenarten trat. Dieser übernimmt die Vertretung und Unterstützung seiner Mitgliedskassen auf politischer Ebene und führt darüber hinaus insbesondere die ihm gesetzlich zugetragenen Aufgaben aus, z. B.:

- Vertragsabschlüsse mit den Leistungserbringenden (z. B. Ärzt:innen, Krankenhäuser),
- Mitarbeit im Gemeinsamen Bundesausschuss.

Die Kassenärztlichen und Kassenzahnärztlichen Vereinigungen

Die Kassenärztlichen und Kassenzahnärztlichen Vereinigungen (KVs) bilden die Interessenvertretungen ihrer Vertragsärzt:innen bzw. Vertragspsychotherapeut:innen. Die Hauptaufgabe der KVs ist die Sicherstellung der ambulanten Versorgung: „*Die vertragsärztliche Versorgung ist im Rahmen der gesetzlichen Vorschriften und der Richtlinien des Gemeinsamen Bundesausschusses durch schriftliche Verträge der Kassenärztlichen Vereinigungen mit den Verbänden der Krankenkassen so zu regeln, dass eine ausreichende, zweckmäßige und wirtschaftliche Versorgung der Versicherten unter Berücksichtigung des allgemein anerkannten Standes der medizinischen Erkenntnisse gewährleistet ist und die ärztlichen Leistungen angemessen vergütet werden."* (SGB V § 72 Abs. 2)

Weitere Aufgabenbereiche der KVs sind die **Gewährleistung** der ordnungsgemäßen Durchführung der vertragsärztlichen Tätigkeit gegenüber den Kassen (Gewährleistungspflicht), Vertragsabschlüsse sowie die Mitarbeit in der gemeinsamen Selbstverwaltung von Ärzt:innen und Krankenhäusern. Über die Kassen erhalten die KVs eine Gesamtvergütung, die alle Leistungen der Vertragsärzt:innen für ein Jahr abdeckt. Die Honorierung dieser erfolgt dementsprechend über die KVs.

Als Vertretung der Vertragsärzt:innen gibt es zudem die Kassenärztliche Bundesvereinigung sowie die Kassenzahnärztliche Bundesvereinigung, deren Mitglieder die nach Ländern gegliederten KVs sind. Die Aufgaben der KBV sind analog zu denen des GKV-Spitzenverbands.

Die Krankenhausgesellschaften und die Deutsche Krankenhausgesellschaft (DKG)

Die Krankenhäuser sind keine selbstverwalteten Körperschaften des öffentlichen Rechts (wie die Verbände und Vereinigungen, siehe oben), sondern gehören öffentlichen (z. B. Kommunen, Länder), freigemeinnützigen (z. B. Kirchen) oder privaten Trägern an. Die Träger sind auf freiwilliger Basis in Landeskrankenhausgesellschaften organisiert, welche ihre Interessensvertretung gegenüber den Kostenträgern, dem Staat und der Öffentlichkeit übernehmen und bei Vertragsabschlüssen und Verhandlungen sowie der Krankenhausplanung mitwirken.

Die **16 Landeskrankenhausgesellschaften** sowie **12 Spitzenverbände** der Krankenhausträger (z. B. Deutsches Rotes Kreuz e. V.) sind wiederum in der Deutschen Krankenhausgesellschaft e. V. zusammengeschlossen, welche die Aufgabe der Interessensvertretung auf Bundesebene wahrnimmt.

Der Gemeinsame Bundesausschuss (G-BA)

Der Gemeinsame Bundesausschuss (G-BA) stellt das bedeutendste Gremium der gemeinsamen Selbstverwaltung dar und besteht aus Vertreter:innen der KBVs, der DKG und des GKV-Spitzenverbandes sowie drei Unparteiischen (darunter die bzw. der Vorsitzende) sowie Vertreter:innen von Patientenorganisationen (die jedoch nur eine beratende Funktion einnehmen dürfen).

Dem G-BA obliegt die Aufgabe, die ambulanten und stationären Leistungsansprüche der GKV-Versicherten durch **Richtlinien** entsprechend der drei wesentlichen Kriterien *„ausreichend, zweckmäßig und wirtschaftlich"* zu spezifizieren (z. B. eine neue Behandlungs- oder Untersuchungsmethode).

Der G-BA übernimmt zudem Aufgaben der Qualitätssicherung (z. B. in Einrichtungen des Gesundheitswesens) und gibt Empfehlungen zu *„Strukturierten Behandlungsprogrammen"* (→ Kapitel 6.5.1) bei chronischen Erkrankungen. Er erhält im Übrigen Unterstützung von dem 2004 eigens dafür gegründeten **Institut für Qualität und Wirtschaftlichkeit im Gesundheitswesen** (IQWiG → Kapitel 1).

Weitere Institutionen und freie Organisationen

Neben den bereits genannten gibt es noch zahlreiche weitere wichtige Akteure im deutschen Gesundheitswesen: Die **Ärzte-, Zahnärzte- und Apothekerkammern** sind die Berufsvertretungen aller approbierten Ärzt:innen bzw. Apotheker:innen. Ihnen kommt als zentrale Aufgabe die Erstellung der Berufs- und Weiterbildungsordnungen zu.

Auf Bundesebene stellt die **Bundesärztekammer** die berufsständige Vertretung der Ärzteschaft dar – so, wie die **Bundesvereinigung Deutscher Apothekerverbände (ABDA)** der Spitzenverband der nach Bundesländern gegliederten Apothekerkammern und -verbände ist.

Der kassenartenübergreifend organisierte **Medizinische Dienst der Krankenversicherung (MDK)** berät die Krankenkassen und deren Verbände in jedem Bundesland und führt insbesondere Begutachtungsaufträge und Stellungnahmen zu Leistungsansprüchen von einzelnen Versicherten durch. Das **Institut für Qualität und Wirtschaftlichkeit im Gesundheitswesen (IQWiG)** wurde bereits im ersten Kapitel vorgestellt.

Auch die privaten Krankenversicherungsunternehmen besitzen eine Interessensvertretung. Sie erhalten Unterstützung vom **Verband der Privaten Krankenversicherung (PKV-Verband)**.

Zudem gibt es drei verschiedene Verbände für die Arzneimittelhersteller: den Verband Forschender Arzneimittelhersteller für die großen, international arbeitenden Unternehmen sowie den **Bundesverband der Pharmazeutischen Industrie (BPI)** und den **Bundesverband der Arzneimittel-Hersteller (BAH)** für kleinere Unternehmen, die insbesondere nicht patentierte oder rezeptfreie Produkte herstellen.

6.2.3 Individualakteure - die dritte Ebene

Zu den Individualakteuren zählen die **Leistungserbringenden** (d. h. insbesondere die Ärzt:innen und Pflegekräfte), die **Versicherer** sowie die **Versicherten** (d. h. die Patient:innen). Im Gesundheitssystem sind sie diejenigen, welche die → Gesundheitsleistungen und -güter anbieten, finanzieren bzw. nachfragen.

Den **Ärzt:innen** kommt dabei eine besondere Bedeutung zu. Sie nehmen durch ihr Definitions- und Behandlungsmonopol eine zentrale Rolle im Versorgungssystem ein, haben zudem durch den täglichen Kontakt mit Patient:innen Einfluss auf die öffentliche Meinung und besitzen darüber hinaus lobbyistische Verbindungen zu politischen Entscheidungsträgern. Die einzelnen Patient:innen haben dagegen wenig wirtschaftliche und politische Macht im deutschen Gesundheitswesen (Gerlinger 2017).

Webtipp [51] | Die Bundeszentrale für politische Bildung informiert unter:
http://s.narr.digital/4a6ll

6.3 Gesetzliche versus private Krankenversicherung

In Deutschland muss sich seit der Gesundheitsreform 2007 jede:r für den Fall einer Krankheit absichern. Aktuell sind fast 73 Mio. Bürger:innen gesetzlich krankenversichert, 8,8 Mio. Mitglieder zählt die private Krankenversicherung (→ Abb. 20).

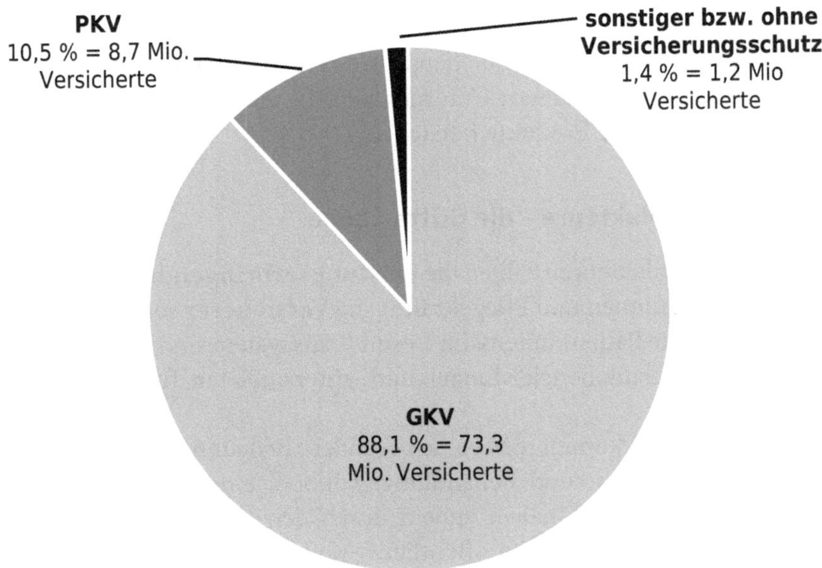

Abb. 20: Verteilung der Mitglieder von GKV und PKV (Quelle: VDEK 2020)

Ob gesetzlich oder privat, das hängt von einigen Faktoren ab. Kennen Sie die wesentlichen Unterschiede? Nachfolgend sind die wichtigsten Prinzipien und Merkmale zusammengefasst.

Kurz gefasst | Merkmale und Prinzipien der GKV

- **Solidaritätsprinzip**: Die GKV-Mitglieder bilden eine Gemeinschaft, in der das Prinzip der Solidarität, d. h. des *„Füreinander-Einstehens"*, gilt. Die Kosten, die für jedes Mitglied anfallen, werden gemeinsam getragen. Die Beiträge der Versicherten richten sich dabei nicht nach dem Gesundheitszustand oder der Anzahl der mitversicherten Angehörigen, sondern nach dem beitragspflichtigen Einkommen. Der Anspruch auf Leistungen richtet sich ausschließlich nach dem Bedarf (Bedarfsprinzip), sodass im Bedarfsfall allen Versicherten die gleiche Leistung zukommt. Es handelt sich also um einen sozialen Ausgleich innerhalb der Gemeinschaft der Versicherten zwischen den Gesunden und den Kranken, den Mitgliedern mit höherem und denen mit niedrigerem Einkommen sowie jenen mit beitragsfrei mitversicherten Familienangehörigen und jenen ohne.

- **Sachleistungsprinzip**: Die GKV-Versicherten erhalten ihre Leistungen als personenbezogene Dienstleistungen (z. B. eine ärztliche Behandlung) und Sachleistungen (z. B. Arzneimittel) und bekommen in der Regel keine Rechnung. Die Vergütung der Leistungserbringer (z. B. Ärzt:innen) erfolgt direkt über die gesetzlichen Krankenkassen (zum Vertragsverhältnis → Kapitel 6.2.2).
- **Selbstverwaltung**: Die GKVs sind, wie bereits mehrfach erwähnt, Körperschaften des öffentlichen Rechts und damit Organe der *„mittelbaren Staatsverwaltung“*, denen staatliche Aufgaben (*„Gesundheit der Bevölkerung erhalten, wiederherstellen, verbessern“*) übertragen wurden.

Die Finanzierung der GKV erfolgt grundsätzlich über den → Gesundheitsfonds. In diesen fließen die Beiträge von den Mitgliedern der Krankenkasse, den Arbeitgebern und Rentenversicherungsträgern sowie der Bundeszuschuss, der aus Steuergeldern gezahlt wird. Die Kassen erhalten eine einheitliche Grundpauschale pro Versicherte:n, welche die unterschiedliche **Risikostruktur** der Versicherten berücksichtigt, d. h., alters-, geschlechts- und risikoangepasste Zu- und Abschläge enthält.

Kurz gefasst | Merkmale und Prinzipien der PKV

- **Äquivalenzprinzip**: Der PKV-Beitrag (auch Prämie genannt) ist abhängig von den individuellen Risiken zum Zeitpunkt der Antragsstellung (z. B. Eintrittsalter, Vorerkrankungen, Risikofaktoren für spätere Erkrankungen; Geschlecht ist, basierend auf der EU-Gleichstellungsrichtlinie, seit 1. März 2011 kein Risikomerkmal). Er soll alle Leistungsausgaben der Versicherten über die ganze Versicherungslaufzeit abdecken, also äquivalent dazu sein (Leistung entspricht Gegenleistung).
- **Kostenerstattungsprinzip**: Ärzt:innen stellen den Versicherten für die Kosten ihrer Behandlung eine Rechnung aus, die diese bei ihrer PKV einreichen. Die Kosten werden durch den Versicherer entsprechend dem vereinbarten Versicherungstarif erstattet.

Gesetzliche Krankenversicherung	Private Krankenversicherung
▪ entsprechend dem Gesetz ▪ Solidaritätsprinzip ▪ Umlageverfahren ▪ Sachleistungen ▪ Krankenkassen = Körperschaften des öffentlichen Rechts ▪ Selbstverwaltung durch Versicherte und Arbeitgeber ▪ Wettbewerb durch freies Krankenkassenwahlrecht	▪ auf Vertragsbasis ▪ Äquivalenzprinzip ▪ Kapitaldeckungsverfahren ▪ Kostenerstattung ▪ Unternehmen = Aktiengesellschaften und Vereine auf Gegenseitigkeit ▪ Kontrolle durch Aufsichtsräte ▪ eingeschränkter Wettbewerb

Tabelle 6: Prinzipien und Unterschiede zwischen GKV und PKV (Quelle: Simon 2021)

6.4 Die Pflegeversicherung

Anfang 1995 wurde die Pflegeversicherung als eigenständiger Zweig der Sozialversicherung eingeführt (SGB XI) und damit die letzte große Lücke der sozialen Versorgung geschlossen. Der Einführung waren zwei Jahrzehnte andauernder Auseinandersetzungen vorangegangen – darüber, ob **Pflegebedürftigkeit** ein soziales Risiko ist, dessen Bewältigung eine sozialstaatliche Aufgabe darstellt.

Warum müssen wir uns mit dieser Thematik auseinandersetzen? Warum ist eine Pflegeversicherung notwendig geworden? Zur Verdeutlichung einige Zahlen und Fakten:

- *„Nach den Vorausschätzungen zur Bevölkerungsentwicklung wird in Deutschland die Anzahl älterer Personen (67 Jahre und älter) bis zum Jahr 2040 voraussichtlich auf mindestens 21,5 Millionen steigen. Sie wird damit um 6,3 Millionen oder um 42 Prozent höher sein als die Anzahl der über 67-Jährigen im Jahr 2013."* (Bundesgesundheitsministerium 2022a)
- *„Daten zeigen, dass der demografische Wandel in Deutschland bereits weit vorangeschritten ist und sich auch in Zukunft mit hoher Wahrscheinlichkeit weiter fortsetzen wird. So reduzierte sich der Anteil der unter 20-Jährigen an der Bevölkerung zwischen 1970 und 2017 von 29,7 auf 18,4 Prozent. Gleichzeitig stieg der Anteil der Personen, die 67 Jahre und älter sind, von 11,1 auf 19,0 Prozent."* (Statistisches Bundesamt 2019)
- Die Problematik dürfte nicht unbekannt sein: Die Gesellschaften in den Industrieländern werden immer älter. Dabei steigt die Wahrschein-

lichkeit, dass ein Mensch ab dem 80. Lebensjahr auf fremde Hilfe angewiesen ist, also die Pflegebedürftigkeit, auf etwa 30 % an.

Und Pflegebedürftigkeit bringt große **physische, psychische und finanzielle Belastungen** für die Betroffenen sowie auch ihre Familien mit sich. Hinzu kommt, dass sich die Strukturen in den Familien verändert haben. Es gibt durchschnittlich weniger Kinder und der Anteil der berufstätigen Angehörigen hat zugenommen, sodass sich oftmals weniger um pflegebedürftige Familienmitglieder gekümmert werden kann (Bundesgesundheitsministerium 2022a). Die Pflegeversicherung soll folglich zur Entlastung der Betroffenen und der Angehörigen beitragen.

Es gilt – wie für die gesetzliche Krankenversicherung – eine Versicherungspflicht für alle gesetzlich Versicherten (privat Krankenversicherte müssen eine **private Pflegeversicherung** abschließen). Die Beitragserhebung ist einkommensabhängig. Ebenso wie bei der GKV existiert das Sachleistungsprinzip: Die Leistungserbringer der Dienst-, Sach- und Geldleistungen sind im Rahmen der Pflegeversicherung die Pflegeeinrichtungen, die einen Versorgungvertrag mit den Kostenträgern, d. h. den Pflegekassen, haben.

Ein grundlegender Unterschied zur GKV besteht jedoch darin, dass die Leistungen gedeckelt oder pauschaliert sind. Es wird den Versicherten demnach nur eine **Grundversorgung** zur Verfügung gestellt. Sogenannte Hotelkosten (Kosten für Verpflegung und Unterkunft bei stationärer Pflege) müssen ebenso wie Leistungen, die über die Grundversorgung hinausgehen, vom Pflegebedürftigen selbst gezahlt werden.

Die **Anzahl der Pflegebedürftigen** hat in den letzten Jahren kontinuierlich zugenommen. Laut des Statistischen Bundesamts (2022b) waren im Jahre 2019 4,12 Mio. Menschen in Deutschland (2015 waren es noch 2,86 Mio.) pflegebedürftig im Sinne des Pflegeversicherungsgesetzes. Davon werden mehr als zwei Drittel zu Hause gepflegt.

Und wer ist nun im Sinne des Gesetzes pflegebedürftig? Diese Thematik ist umso interessanter, da der Begriff jahrelang in der Diskussion stand und dann zum 1. Januar 2017 im Sinne einer umfassenderen Betrachtung geändert wurde.

Das Gesetz bezog sich bisher einseitig auf die körperlichen Defizite, die durch pflegerische und hauswirtschaftliche Unterstützung ausgeglichen werden sollten. In der neuen Definition von Pflegebedürftigkeit werden darüber hinaus auch die Bedürfnisse von Menschen mit Demenz und mit geistigen oder psychischen Einschränkungen berücksichtigt. Mit dem neuen Begriff wird auch ein **neues Begutachtungsinstrument** zur Feststellung der Pflegebedürftigkeit und damit eine neue Begutachtungsphilosophie eingeführt. Der Mensch steht mit seinen Ressourcen und Fähigkeiten im Mittelpunkt der Betrachtung und es gilt, seine Selbstständigkeit (als Maßstab für die Pflegebedürftigkeit) zu erhalten und zu verbessern, d. h., in allen Bereichen (physisch, psychisch, sozial) Hilfe und Unterstützung bedarfsgerecht zu gestalten (Klemperer 2015).

Gut zu wissen | Wer gilt als pflegebedürftig?
„Pflegebedürftig im Sinne dieses Buches sind Personen, die gesundheitlich bedingte Beeinträchtigungen der Selbständigkeit oder der Fähigkeiten aufweisen und deshalb der Hilfe durch andere bedürfen. Es muss sich um Personen handeln, die körperliche, kognitive oder psychische Beeinträchtigungen oder gesundheitlich bedingte Belastungen oder Anforderungen nicht selbständig kompensieren oder bewältigen können. Die Pflegebedürftigkeit muss auf Dauer, voraussichtlich für mindestens sechs Monate, und mit mindestens der in § 15 festgelegten Schwere bestehen.“ (§ 14 Abs. 1 SGB VII)

Webtipp [52] | Der Medizinischer Dienst (Bund) stellt sich hier vor:
http://s.narr.digital/feck5

Webtipp [53] | Das Dritte Pflegestärkungsgesetz (PSG III) ist nachzulesen unter:
http://s.narr.digital/n2ky8

Webtipp [54] | Zur Pflegestatistik des Statistischen Bundesamtes geht es hier:
http://s.narr.digital/apw4a

6.5 Die Versorgungssysteme

In Deutschland lassen sich drei verschiedene Bereiche von Versorgungssystemen unterscheiden: die ambulante Versorgung, die stationäre Versorgung sowie die Rehabilitationseinrichtungen (ambulant und stationär).

6.5.1 Die ambulante Versorgung

Unter ambulanter Versorgung werden alle → Gesundheitsleistungen zusammengefasst, die außerhalb der Krankenhäuser erbracht werden. Den größten Teil dieser Leistungen nimmt die ambulante ärztliche Versorgung durch die niedergelassenen Ärzt:innen ein, welche als Vertragsärzt:innen in den Kassenärztlichen Vereinigungen (→ Kapitel 6.2.2) organisiert sind.

Für die Sicherstellung der ambulanten ärztlichen Versorgung der gesetzlich Krankenversicherten sind damit also die KVs zuständig. Sie schließen Verträge mit den Krankenkassen über die Inhalte und die Qualität der Versorgung ab. Die Kassen zahlen dafür eine Gesamtvergütung an die KVs, welche die Verteilung dieser an die **Vertragsärzt:innen** übernehmen.

Im Rahmen der Vorgaben des SGB V haben die Vertragsärzt:innen das Recht, eine Praxis am Ort ihrer Wahl zu eröffnen („*Niederlassungsfreiheit*"), und die gesetzlich versicherten Patient:innen haben die freie Wahl zwischen den (Vertrags-)Ärzt:innen und damit auch die Entscheidungsfreiheit, ob sie Hausärzt:innen oder Fachärzt:innen aufsuchen wollen.

Die „*doppelte Facharztschiene*" stellt ein wesentliches und häufig diskutiertes Charakteristikum der ambulanten Versorgung dar. Damit ist gemeint, dass es sowohl ambulant als auch stationär tätige **Fachärzt:innen** gibt. Krankenhausärzt:innen dürfen bspw. nur ambulante Behandlungen vornehmen, wenn sie von der Kassenärztlichen Vereinigung dazu ermächtigt wurden. Niedergelassene Ärzt:innen sind dagegen nur in geringem Maß in der stationären Versorgung tätig (z. B. als Belegärzt:innen). Diese Trennung führt zu einer stark ausdifferenzierten **fachärztlichen Versorgung** im ambulanten Bereich (Klemperer 2015).

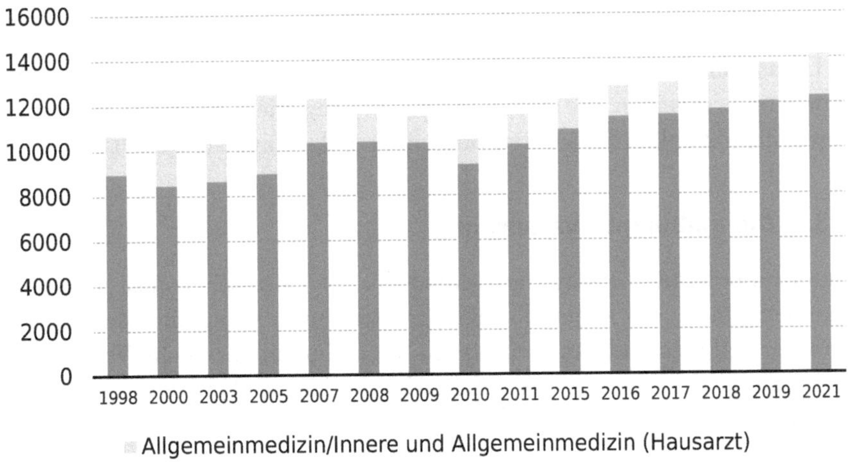

Abb. 21: Entwicklung der Zahl der Facharztanerkennungen (Quelle: Bundesärztekammer 2022)

Da der Anteil der Fachärzt:innen (im Gegensatz zu dem der Hausärzt:innen) in den letzten Jahrzehnten darüber hinaus zugenommen hat (⟶ Abb. 21), unternehmen die Krankenkassen mittlerweile verstärkt Anstrengungen zur Förderung der **hausärztlichen Versorgung**. Hausärzt:innen, wozu neben Allgemein- und praktischen Ärzt:innen auch die Kinderärzt:innen sowie manche Internist:innen zählen, sollen die erste Anlaufstelle für Patient:innen darstellen und eine sogenannte **Lotsenfunktion** übernehmen, d. h., die medizinische Versorgung unter Berücksichtigung der Lebensumstände koordinieren (Hausarztmodell).

In der ambulanten Versorgung ist die Einzelpraxis nach wie vor die häufigste Organisationsform, allerdings hat ihre Anzahl in den letzten Jahren stark abgenommen. 2018 gab es in Deutschland knapp 30.000 (KBV 2020).

Im Zuge des **GKV-Modernisierungsgesetzes** im Jahr 2004 wurden sogenannte **Medizinische Versorgungszentren (MVZ)** eingeführt, in denen Vertragsärzt:innen und angestellte Fachärzt:innen sowie Beschäftige anderer Gesundheitsberufe und aus der Sozialarbeit tätig sind. Die Anzahl der MVZs hat sich Deutschland seit 2010 nahezu verdoppelt (3.173 im Jahr 2018; KBV 2020). Es ist davon auszugehen, dass diese Betriebs- und Organisationsformen im ambulanten Bereich auch zukünftig weiter zunehmen werden.

Eine Veränderung in der ambulanten Versorgung findet nicht nur hinsichtlich der Betriebsformen statt. Auch die **Versorgungsformen** ändern sich aufgrund von verschiedenen strukturellen Problemen (wie z. B. der Überversorgung in den Städten und Unterversorgung im ländlichen Bereich, einer fehlenden Koordination der → Leistungserbringung für chronisch Kranke oder einer mangelnden Integration der Versorgungssektoren, d. h. → Kuration, → Rehabilitation, Pflege etc.).

Strukturierte Behandlungsprogramme (auch **Disease-Management-Programme** oder Chronikerprogramme genannt) stellen bspw. eine neue Versorgungsform in der ambulanten Versorgung dar. Sie wurden 2002 eingeführt und zielen auf die Verbesserung bestimmter Erkrankungen mit einer hohen Prävalenz ab. Derzeit existieren DMPs für Asthma, chronisch obstruktive Lungenerkrankung (COPD), Brustkrebs, Diabetes mellitus Typ 1 und 2 und koronare Herzkrankheit (KHK). Diese umfassen regelmäßige Termine bei Ärzt:innen mit Beratungsgesprächen und Untersuchungen sowie die Vermittlung von Hintergrundinformationen, z. B. durch Schulungen oder Arztpraxen, die eine Behandlung im Rahmen von DMP-Programmen anbieten. Disease-Management-Programme müssen bestimmte Voraussetzungen erfüllen und festgelegte Qualitätsanforderungen einhalten (IQWiG 2016).

Webtipp [55] | Interessante Zahlen und Fakten sind u. a. auch in den Informationen der Bundesärztekammer zusammengestellt:
http://s.narr.digital/pwj3j

Webtipp [56] | Auch der GKV-Spitzenverband informiert auf seiner Website:
http://s.narr.digital/xgj48

6.5.2 Die stationäre Versorgung

Bei der Versorgung von Patient:innen gilt grundsätzlich die Regel „*ambulant vor stationär*", d. h., die kostengünstigere Behandlung ist vorzuziehen. Dennoch gibt es zahlreiche Erkrankungen, die eine Unterbringung und medizinische Überwachung der Patient:innen erfordern, also nicht ambulant behandelt werden können, und die dann stationär in einem Krankenhaus versorgt werden.

Gut zu wissen | Krankenhäuser
Krankenhäuser sind „*Einrichtungen, in denen durch ärztliche und pflegerische Hilfeleistungen Krankheiten, Leiden und Körperschäden festgestellt, geheilt oder gelindert werden sollen oder Geburtshilfe geleistet wird und in denen die zu versorgenden Personen untergebracht und verpflegt werden können*" (§ 2 Krankenhausfinanzierungsgesetz).

Anhand von bestimmten Indikatoren erhält man einen guten Eindruck der Entwicklung der stationären Versorgung: Die **Zahl der Krankenhäuser** und der aufgestellten Betten (→ Abb. 22) in öffentlicher und frei-gemeinnütziger Trägerschaft hat in den letzten Jahren abgenommen (wobei die Zahl der privaten Kliniken im Übrigen angestiegen ist).

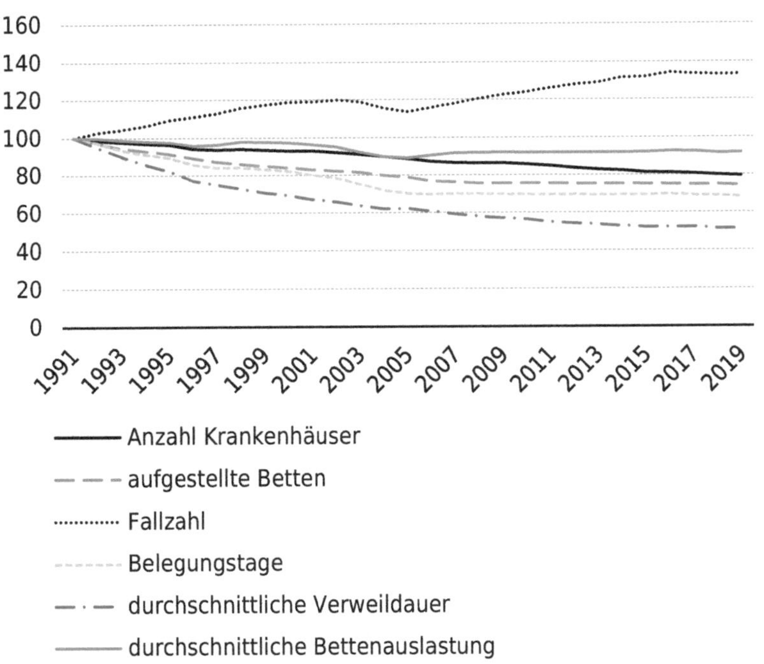

Abb. 22: Entwicklung von Krankhaus-Indikatoren seit 1991 (= 100 %) (Quelle: Statistisches Bundesamt 2022b)

Krankenhäuser sind in Deutschland ein wichtiger Arbeitgeber. Die Anzahl der Vollzeitstellen in der Pflege erreichte 2007 zwar seinen Tiefpunkt, steigt seitdem jedoch wieder an (→ Tabelle 7). Die **Arbeitsbelastung des Pflegepersonals** ist nichtsdestotrotz hoch. Nicht zuletzt die verkürzte Verweildauer und die höheren Fallzahlen (→ Abb. 22), der größere Dokumentationsaufwand und die Übernahme ärztlicher Tätigkeiten führen zu einer Arbeitsverdichtung und Erhöhung der Anforderungen. Bei den Ärzt:innen nimmt die Zahl der Vollzeitstellen seit den 1990er-Jahren ebenfalls zu (→ Tabelle 7), was allerdings u. a. mit der Begrenzung von überlangen Arbeitszeiten zusammenhängt.

Vollzeitstellen	1995	2000	2005	2010	2018
ärztlicher Dienst	101.591	108.696	121.610	134.847	164.625
nichtärztlicher Dienst	785.974	725.889	674.488	681.411	755.234

Tabelle 7: Beschäftigte im Krankenhaus seit den 1990er-Jahren (Quelle: Deutsches Statistikamt 2020)

Im internationalen Bereich befindet sich Deutschland hinsichtlich der Zahlen der **Krankenhausbetten** (→ Abb. 23), stationär behandelter Patient:innen und durchgeführten Operationen (allen voran Hüft- und Kniegelenkersatz, Gefäßprothesen der Herzkranzgefäße) im Spitzenfeld.

Unter Berücksichtigung der kontinuierlich steigenden Krankenhauskosten und der doppelten fachärztlichen Versorgung spricht der SVR Gesundheit deshalb auch gerne von Überkapazitäten im Zusammenhang mit der stationären Versorgung und empfiehlt für eine bessere **Versorgungsqualität** einen umsichtig geplanten Rückbau der Krankenhauskapazitäten und eine Ressourcenumschichtung in den ambulanten Bereich (SVR Gesundheit 2014).

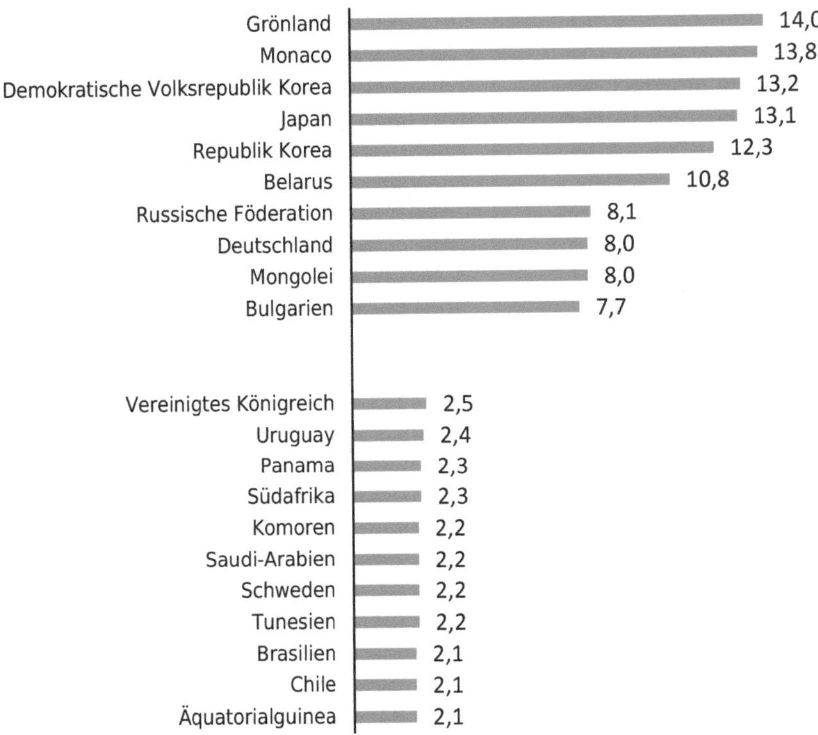

Abb. 23: Krankenhausbetten (2020) je 1000 Einwohner:innen im internationalen Vergleich (Rang 1–10 und 90–100) (Quelle: CIA World Factbook 2020)

Wie wird die stationäre Versorgung finanziert? In Deutschland werden die Krankenhäuser dualistisch finanziert: Die Investitionskosten werden von den Bundesländern übernommen und die Krankenkassen finanzieren die Betriebskosten.

Bis 1985 erfolgte die Erstattung aller tatsächlich entstandenen Kosten für die Versorgung der Patient:innen. Der **ökonomische Anreiz** war demnach groß, die Patient:innen möglichst lange im Krankenhaus verweilen zu lassen. Dann wurden im Zuge des **Krankenhaus-Neuordnungsgesetzes (KHNG)** die Pflegesätze prospektiv, also im Vorhinein, vereinbart, sodass die Krankenhäuser bei Abweichungen zwischen den geplanten und den tatsächlichen Selbstkosten die Differenz trugen.

Eine wirkliche Änderung der Vergütung der Krankenhausleistungen und eine Abkehr vom **Selbstkostendeckungsprinzip** wurde 1995 mit der

Einführung von → Fallpauschalen und Sonderentgelten im Rahmen des → Gesundheitsstrukturgesetzes und einer neuen Bundespflegesatzverordnung in die Wege geleitet.

Im Jahr 2003 wurde schließlich ein diagnoseorientiertes **DRG-Fallpauschalensystem** (Diagnosed Relates Groups) eingeführt. Anhand dieses Klassifikationssystems werden die Krankenhausleistungen nun in Abhängigkeit von der Krankheitsdiagnose vergütet. Die DRGs fassen dabei einzelne Behandlungsfälle, die in der Diagnose und den Behandlungskosten möglichst ähnlich sind, zu Fallgruppen zusammen. Zur Vergütung eines Behandlungsfalles einer DRG wird ein Basisfallwert (der die Kosten eines durchschnittlichen Behandlungsfalls abbildet) mit einem je nach Krankheitsdiagnose unterschiedlichen Gewichtungsfaktor multipliziert.

Die vormals wirksamen finanziellen Anreize für die Krankenhäuser haben sich durch die Einführung der **pauschalierten Vergütung** zum Teil umgekehrt. Kritiker:innen fürchten, dass Patient:innen so gegebenenfalls zu früh entlassen werden könnten (Gerlinger & Burkhardt 2017).

Webtipp [57] | Detailliertere Informationen und zahlreiche Statistiken finden sich in den Publikationen des Bundesgesundheitsministeriums: *http://s.narr.digital/d0esw*

Webtipp [58] | Es lohnt auch ein Blick auf die Website des Statistischen Bundesamtes: *http://s.narr.digital/wqiui*

Webtipp [59] | Zum OECD-Gesundheitsbericht *Health at a glance* (2013) geht es hier: *http://s.narr.digital/s1n68*

6.5.3 Rehabilitation

Wir haben die wesentlichen Herausforderungen, denen unser Gesundheitssystem gegenübersteht, bereits thematisiert: Die → Lebenserwartung steigt und die Geburtenraten sinken. Folglich erleben wir einen → demografischen Wandel hin zu einer alternden Gesellschaft.

Rehabilitation gewinnt dadurch zunehmend an Bedeutung. Mit ihrer Hilfe sollen Menschen, wenn sie bspw. eine Erkrankung oder einen Unfall erlebt haben oder unter einer chronischen Krankheit leiden, auch bei einem späteren Renteneintritt noch möglichst lange im Beruf bleiben können. Ebenso soll **Rehabilitation** dazu beitragen, die Pflegebedürftigkeit in unserer älter werdenden Bevölkerung zu mindern. Und im Hinblick auf die Strukturen/Veränderungen in der stationären Versorgung (z. B. einer kürzeren Verweildauer) spielt Rehabilitation darüber hinaus eine zunehmend größere Rolle.

Aber was bedeutet → Rehabilitation konkret?

Gut zu wissen | Rehabilitation

Laut der WHO umfasst Rehabilitation *„den koordinierten Einsatz medizinischer, sozialer, beruflicher, pädagogischer und technischer Maßnahmen sowie Einflussnahmen auf das physische und soziale Umfeld zur Funktionsverbesserung zum Erreichen einer größtmöglichen Eigenaktivität zur weitestgehenden Partizipation in allen Lebensbereichen, damit der Betroffene in seiner Lebensgestaltung so frei wie möglich wird"* (WHO 1981, S. 9).

Es geht also darum, Menschen, die durch eine Erkrankung in ihrer Lebensgestaltung eingeschränkt sind, mithilfe von medizinischen, berufsbezogenen und sozialen Maßnahmen ein möglichst großes körperliches, seelisches und soziales Funktionsniveau zu ermöglichen. Dabei orientiert man sich heute insbesondere an den **Ressourcen eines Menschen** und nicht an seinen Defiziten – ganz im Sinne einer salutogenetischen Perspektive. Die Fragestellungen in der Rehabilitation sollten demnach lauten: Was möchten Betroffene wieder können? Welche Ziele haben sie? Was lässt sich mit den unterschiedlichen Maßnahmen erreichen? Und nicht: Was fehlt ihnen (siehe die biomedizinische Sichtweise in → Kapitel 2)?

Selbstbestimmung und **Teilhabe** am gesellschaftlichen Leben haben Priorität. Dieser Ansatz wird in der Rehabilitation multidisziplinär umgesetzt. Es treffen demnach unterschiedliche Disziplinen des Gesundheitswesens, wie Medizin, Pflege, Sozialarbeit, Psychologie und Physiotherapie, zusammen. Je nach Krankheitsbild existieren verschiedene **Formen der Rehabilitation**:

- stationäre und ganztägig ambulante medizinische Rehabilitation (z. B. in einer Klinik oder tagsüber in der Nähe des Wohnortes),
- Anschlussrehabilitation (z. B. unmittelbar nach einer Akutbehandlung eines Krankheitsereignisses wie bspw. eines Schlaganfalls),

- Rehabilitationsleistungen in Hinblick auf psychische Erkrankungen,
- Entwöhnungsbehandlungen (z. B. bei einer Drogenabhängigkeit).

Die Leistungen zur Rehabilitation (siehe § 5, SGB IX) umfassen solche

- zur medizinischen Rehabilitation,
- zur Teilhabe am Arbeitsleben (früher: berufliche Rehabilitation),
- zur Sicherung des Unterhalts sowie
- zur Teilhabe am Leben in der Gemeinschaft (Klemperer 2015).

Je nach Leistungen kommen dabei unterschiedliche Rehabilitationsträger zum Einsatz (→ Tabelle 8).

Rehabilitationsträger	medizinische Rehabilitation	berufliche Rehabilitation	unterhaltssichernde Rehabilitation	soziale Rehabilitation
gesetzliche Krankenversicherung	•			•
gesetzliche Rentenversicherung	•	•		•
Alterssicherung der Landwirte	•	•		•
Bundesagentur für Arbeit		•		•
gesetzliche Unfallversicherung	•	•	•	•
Kriegsopferversorgung, -fürsorge	•	•	•	•
öffentliche Jugendhilfe	•	•	•	
Sozialhilfe	•	•	•	

Tabelle 8: Leistungsarten und Rehabilitationsträger (Quelle: nach MD Bund 2021, S. 51)

Die zur Förderung der Koordination der unterschiedlichen Kostenträger, Leistungserbringer und Verbände gegründete **Bundesarbeitsgemeinschaft für Rehabilitation (BAR)** spricht zudem Empfehlungen für eine gemeinsame und einheitliche Umsetzung der Rehabilitationsgrundsätze des Sozialgesetzbuches (SGB IX) aus.

Darüber hinaus gibt es mit den Gemeinsamen Servicestellen ein deutschlandweites, trägerübergreifendes Beratungsangebot, welches bürgernah hinsichtlich einer unverzüglichen → Leistungserbringung unterstützen soll.

Webtipp [60] | Ausführliche Informationen und Zahlen finden sich auf der Website der BAR: *http://s.narr.digital/umzof*

* Zusammenfassung

Das deutsche Gesundheitswesen ist ein komplexes System, geprägt durch eine Vielzahl von Strukturen, Beteiligten und Regelungen. Wie in vielen anderen Ländern auch spiegelt es die historische Entwicklung wider und geht in seinen Ursprüngen auf die Bismarck'sche → Sozialgesetzgebung Ende des 19. Jahrhunderts zurück. Im Zuge dieser wurde die gesetzliche Krankenversicherung als Pflichtversicherung für die Arbeitnehmer:innen konzipiert und weitere wesentliche Merkmale unseres heutigen Gesundheitssystems wie das Solidaritätsgeprinzip oder das Selbstverwaltungsprinzip eingeführt.

Die gesundheitspolitischen Akteure agieren in unserem System hierarchisch auf drei Ebenen. Die staatlichen Akteure auf der obersten Ebene regulieren durch Gesetze und Verordnungen das Verhalten der übrigen Beteiligten. Die Individualakteure der untersten Ebene bieten → Gesundheitsleistungen an oder fragen sie nach. Die mittlere, in Deutschland stark ausgeprägte Ebene der Verbände und Körperschaften ist für die Ausgestaltung der Verordnungen zuständig und damit unmittelbar in die Regulierung des Systems eingebunden.

Für die deutschen Bürger:innen ist es heute verpflichtend, sich kranken- und pflegezuversichern. Zwischen den gesetzlichen und privaten Versicherungen gibt es deutliche Systemunterschiede.

Die gesundheitliche Versorgung findet ambulant oder stationär statt. Niedergelassene Ärzt:innen sind meistens die erste Anlaufstelle für Patient:innen. Liegt eine schwerwiegende, akute Erkrankung vor, erfolgt die Versorgung vollstationär in einem Krankenhaus.

Rehabilitation gewinnt zunehmend an Bedeutung. Eine der größten Herausforderungen unseres Gesundheitssystems ist der → demografische Wandel. Es ist deshalb umso wichtiger, Menschen ein möglichst hohes und andauerndes körperliches, seelisches und soziales Funktionsniveau zu ermöglichen.

✎ Aufgaben zur Selbstüberprüfung

1. Werfen Sie einen Blick in das Gesundheitssystem der USA. Was sind die Besonderheiten des deutschen Gesundheitswesens im Vergleich dazu?
2. Welche Rolle spielt der Staat im deutschen Gesundheitswesen?
3. Überlegen Sie, welche Vor- und Nachteile das Sachleistungsprinzip in der gesetzlichen Krankenversicherung haben könnte!
4. Mit welchen Herausforderungen ist das (deutsche) Gesundheitssystem konfrontiert?

Zusatzmaterial | Lösungen und weitere Wissensaufgaben finden Sie unter
http://s.narr.digital/1pggp.

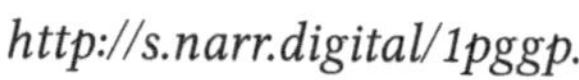

Glossar

Ätiologie | Lehre von den Ursachen von Krankheiten.

Aufklärung (gesundheitliche) | Gesundheitserziehung; Bereitschaft der Bürger:innen fördern, sich verantwortungsbewusst und gesundheitsgerecht zu verhalten und das Gesundheitssystem sachgerecht zu nutzen.

Demografischer Wandel | Veränderung der Zusammensetzung einer Gesellschaft bezüglich der Altersstruktur, des quantitativen Verhältnisses von Männern und Frauen, der Anteile von Inländer:innen, Ausländer:innen und Eingebürgerten, der Geburten- und Sterbefallentwicklung und der Zu- und Wegzüge.

Emergenz | In der Philosophie und Psychologie bezeichnet Emergenz das Phänomen, dass bestimmte Eigenschaften eines Ganzen sich nicht aus seinen Teilen erklären lassen. Im Sinne des Ausspruchs von Aristoteles: „*Das Ganze ist mehr als die Summe seiner Teile*".

Empowerment-Ansatz | Strategien und Maßnahmen, um die Autonomie und Selbstbestimmung und damit die Fähigkeit für selbständiges/selbstbestimmtes Handeln im Leben von Menschen oder Gemeinschaften zu erhöhen.

Epidemiologie | Beschäftigt sich mit der Verbreitung, den Ursachen und Folgen von gesundheitsbezogenen Zuständen und Ereignissen in Bevölkerungen und Populationen (die klinische Medizin beschäftigt sich im Unterschied hierzu mit Individuen).

Fallpauschale | Bewertung bzw. Vergütung komplexer medizinischer Leistungen durch fixe Beträge, wird pro (Behandlungs-)Fall pauschal, d. h. unabhängig von Art und Menge der tatsächlich erbrachten Einzelleistungen, bezahlt.

Foodborne Diseases | Durch Lebensmittel übertragene Erkrankungen. Die zahlreichen Krankheitserreger (z. B. Escherichia coli, Salmonellen etc.) variieren abhängig von den Regionen weltweit.

Frühsterblichkeit (auch Neugeborenensterblichkeit) | Sterblichkeit der lebendgeborenen Säuglinge in den ersten vier Wochen, bedingt durch Frühgeburten, Geburtsfolgen, Fehlbildungen etc.

Gesunde Lebenserwartung (auch behinderungsfreie Lebenserwartung genannt) | Zahl der Jahre, die eine Person voraussichtlich in guter gesundheitlicher Verfassung leben wird.

Gesundheitsförderung | Maßnahmen und Aktivitäten, mit denen die Stärkung der Gesundheitsressourcen und Potenziale von Menschen erreicht werden sollen, indem diese befähigt werden, die Einflussfaktoren auf ihre Gesundheit durch Verhalten, Kenntnisse, Fähigkeiten und die sie umgebenen Bedingungen besser zu kontrollieren.

Gesundheitsfonds | Zur Finanzierung der gesetzlichen Krankenversicherung in Deutschland am 1. Januar 2009 eingeführtes System, bei dem die Finanzflüsse so organisiert sind, dass die Beitragszahler:innen die Beiträge an eine zentrale Stelle zahlen, von der die Mittel an die einzelnen Versicherungsträger verteilt werden.

Gesundheitsleistungen | Ärztliche, zahnärztliche und psychotherapeutische Leistungen. Individuelle Gesundheitsleistungen (Igel) sind dabei solche medizinischen Leistungen, die Patient:innen selbst bezahlen müssen, weil sie nicht zum festgeschriebenen Leistungsumfang der gesetzlichen Krankenversicherungen gehören.

Gesundheitsstrukturgesetz | Gesetz zur Sicherung und Strukturverbesserung der gesetzlichen Krankenversicherung vom 21. Dezember 1992. Mithilfe von Einsparungen und Strukturveränderungen sollten langfristig stabile Beitragssätze der Krankenkassen gewährleistet werden. Zu den wichtigsten Änderungen gehörten die Budgetierung der Ausgaben (Leistungen, Verwaltungskosten, Arznei- und Heilmittelbudget), die steigenden Zuzahlungen der Versicherten, die Steuerung der Arztzahlen, die Einführung der freien Krankenkassenwahl, der → Risikostrukturausgleich zwischen den Kassen, die Förderung von ambulanten OPs und die Einführung eines neuen Entgeltsystems für die Krankenhäuser.

Leistungserbringung | Leistungserbringer:innen sind im deutschen Gesundheitssystem die Personengruppen, die Leistungen für die Versicherten der Krankenkassen erbringen. Dazu zählen Vertragsärzt:innen, Vertragszahnärzt:innen, Apotheken, Psychotherapeut:innen, Krankenhäuser, Physiotherapeut:innen, Ergotherapeut:innen, Stimm-, Sprach-, Sprechtherapeut:innen, Orthopädietechniker:innen, Orthopädieschuhtechniker:innen, Sanitätshäuser, Hersteller von Arzneimitteln, Hebammen, Personen, Einrichtungen und Unternehmen der häuslichen Pflege, Rettungsdienste und Krankentransportunternehmen.

Korporatismus/korporastisch | Politikwissenschaftliche Bezeichnung für verschiedene Formen der Beteiligung bestimmter gesellschaftlicher Gruppen an politischen Entscheidungsprozessen. Dazu überträgt der Staat den Korporationen (im Gesundheitssystem: die Verbände, Kammern und

Interessenvertretungen) bestimmte staatliche Aufgaben zur Erfüllung und stattet sie mit den entsprechenden Befugnissen aus, die diese zur Erfüllung ihrer Aufgaben benötigen.

Krankheitsepidemie | Zeitliche und örtliche Häufung einer Krankheit innerhalb einer menschlichen Population. Wissenschaftlich wird von einer Epidemie gesprochen, wenn die Anzahl der Neuerkrankungen in einem bestimmten Zeitraum zunimmt. Endemien bezeichnen das andauernd gehäufte Auftreten einer Erkrankung in einem begrenzten Bereich. Breitet sich eine Krankheit länder- und kontinentübergreifend aus, wird sie → Pandemie genannt.

Krankheitslast | Quantifizierung von Todesfällen, Krankheit, Behinderung und Risikofaktoren, aufgeteilt nach Regionen und Bevölkerungsgruppen, um die Ursachen für Sterblichkeit und Krankheiten zu untersuchen und Prognosen in Hinblick auf eine weltweite Verbesserung der Gesundheitszustände zu ermöglichen.

Webtipp [61] | Zum Projekt *Global burden of disease* geht es hier: *http://s.narr.digital/cgm7z*

Kuration | Therapeutische Maßnahmen, die auf die Heilung einer Krankheit ausgerichtet sind.

Lebenserwartung | Durchschnittlich zu erwartende Zeitspanne, die einem Lebewesen von einem gegebenen Zeitpunkt bis zum Tod verbleibt.

Morbidität | Krankheitshäufigkeit in Bezug auf eine bestimmte Bevölkerungsgruppe.

Mortalität | Sterberate in Bezug auf eine Gesamt- oder Teilpopulation.

Old Public Health und New Public Health | Fokussiert auf die → Prävention und Versorgung von Problemgruppen und bezieht die Disziplinen Medizin, Hygiene, Sozialmedizin, → Epidemiologie sowie die Sozialwissenschaften mit der Gesundheitssoziologie und -psychologie mit ein. New Public Heath schließt ab den 1980er-Jahren auch die gesamte Gesundheitspolitik, die Gesundheitssystemforschung und Versorgungsforschung etc. ein.

Ottawa-Charta | Am 21. November 1986 in Ottawa im Rahmen der Ersten Internationalen Konferenz zur → Gesundheitsförderung von der WHO veröffentlichtes Dokument mit Strategien zur Gesundheitsaufklärung, Gesundheitserziehung, Gesundheitsbildung, Gesundheitsberatung, Gesundheitsselbsthilfe und Präventivmedizin. Gesundheitspolitisch soll die

Förderung der Gesundheit im Fokus stehen, womit eine Umorientierung weg vom ausschließlichen Verhüten von Krankheiten erfolgt.

Pandemie | → Krankheitsepidemie

Partizipation | Einbeziehung von Individuen (und Organisationen) in Entscheidungs- und Willensbildungsprozessen.

Pathogenese | Entstehung und Entwicklung einer Krankheit einschließlich des Krankheitsverlaufs (→ Ätiologie beschäftigt sich hingegen mit den Ursachen einer Erkrankung).

Prävention | Maßnahmen zur Abwendung von unerwünschten Ereignissen oder Zuständen (hier insbesondere Erkrankungen), die mit einer gewissen Wahrscheinlichkeit eintreffen könnten, falls keine Maßnahmen ergriffen werden.

Rehabilitation | Wiederherstellung; (Sozial-)Leistung zur Wiedereingliederung von kranken, körperlich oder geistig behinderten oder von Behinderung bedrohten Menschen in das berufliche und gesellschaftliche Leben.

Risikostrukturausgleich | Ausgleichsmechanismus in sozialen Krankenversicherungssystemen mit Wahlfreiheit zwischen den Krankenkassen (in Deutschland 1994 eingeführt). Krankenkassen mit einer „guten" Risikostruktur ihrer Versicherten bezahlen dabei entweder Ausgleichszahlungen an die Kassen mit einer „schlechten" Risikostruktur oder erhalten geringere Zuweisungen von einer zentralen Stelle als solche mit einer „schlechten" Risikostruktur.

Salutogenese | Wissenschaft von der Entstehung und Erhaltung von Gesundheit (→ Pathogenese). Es handelt sich sowohl um eine Sichtweise für die Medizin als auch um ein vom israelisch-amerikanischen Medizinsoziologen Aaron Antonovsky geprägtes Rahmenkonzept, das sich auf Faktoren und dynamische Wechselwirkungen bezieht, die zur Entstehung und Erhaltung von Gesundheit führen.

Setting-Ansatz | Wesentliche Strategie der → Gesundheitsförderung, die an den sozialen Systemen, Orten oder sozialen Zusammenhängen, in denen der Alltag von Menschen stattfindet, ansetzt.

Soziale Hygiene | Von Alfred Grotjahn 1904 vorgestelltes Konzept: *„Lehre von den Bedingungen, denen die Verallgemeinerung hygienischer Kultur unter der Gesamtheit von örtlich, zeitlich und gesellschaftlich zusammengehörigen Individuen und deren Nachkommen unterliegt"* und auch *„Lehre von den Maßnahmen, die die Verallgemeinerung hygienischer Kultur unter* *der Gesamtheit von örtlich, zeitlich und gesellschaftlich zusammengehörigen Individuen und deren Nachkommen bezwecken*".

Soziale Medizin | Beschäftigt sich mit den Wechselwirkungen zwischen Gesundheit und Krankheit, ihren Risiken, protektiven Faktoren und gesellschaftlichen Tatbeständen sowie dem Gesundheitszustand der Bevölkerung, der Organisation des Gesundheitswesens, der sozialen Sicherung und den politischen Determinanten der Gesundheit sowie den Wirkungen und Kosten der medizinischen Versorgung.

Soziale Schichtung | Bevölkerungsgruppe einer Gesellschaft oder eines Staates, die anhand sozialer Merkmale (insbesondere Beruf, Bildung, Einkommen) einem hierarchisch aufgebauten Schichtungsmodell zugeordnet werden kann.

Sozialer Status | Position innerhalb einer sozialen Struktur oder die Zuordnung der Position zu einem System sozialer Rangordnung anhand von z. B. Macht, Einfluss, Einkommen, Vermögen, Prestige. Danach wertemäßig eingestufte Statusgruppen (auch soziale Klassen genannt) bilden das System der → sozialen Schichtung.

Sozialgesetzgebung | Vom deutschen Reichskanzler Otto von Bismarck aufgrund der sozialen Not der Arbeiterschaft (durch die Industrialisierung initiiert. Er führte 1883 zunächst die Krankenversicherung, 1884 die Unfallversicherung und 1891 zudem die Rentenversicherung ein.

Ungleichheit (gesundheitliche) | Ungleiche Verteilung materieller und immaterieller Ressourcen in einer Gesellschaft (und die sich daraus ergebenden unterschiedlichen Möglichkeiten zur Teilhabe an ihnen); Unterschiede im Gesundheitszustand, im Gesundheitsverhalten und in der Gesundheitsversorgung der Bevölkerung.

Vermeidbare Krankheits- und Todesfälle | Krankheiten und Todesfälle aufgrund von Gesundheitsrisiken (Alkohol, Tabak, Ernährung, Smog etc.) oder falscher Behandlung.

Versicherungspflichtgrenze | Bestimmt, ab welcher Höhe des jährlichen Arbeitsentgelts (bzw. der Rente) Arbeitnehmer:innen (oder Rentner:innen) nicht mehr in der gesetzlichen Krankenversicherung pflichtversichert sein müssen und sich für eine private Krankenversicherung entscheiden können.

Zoonosen | Infektionskrankheiten, die vom Tier zum Menschen oder umgekehrt übertragen werden (z. B. Ebolavirus, Gelbfiebervirus, Tollwut, Borreliose, Milben).

Literatur- und Quellenverzeichnis

Abel, T. (1992): „Konzept und Messung gesundheitsrelevanter Lebensstile“. In: *Prävention und Gesundheitsförderung*, 15, S. 123–128.

Abelin, T. (2012): „Die globale Perspektive“. In: Schwartz, F.-W. et al. (Hrsg.): *Das Public Health Buch. Gesundheit und Gesundheitswesen.* München, Wien, Balitmore; Urban & Schwarzenberg, S. 7–13.

Antonovsky, A. (1989): „Die salutogenetische Perspektive: Zu einer neuen Sicht von Gesundheit und Krankheit“. In: *Meducs*, 2, S. 51–57.

Arbeitskreis Gesundheitsfördernde Hochschulen (o. J.): Entwicklung und gesetzliche Grundlagen der Gesundheitsförderung. Abrufbar unter: http://www.gesundheitsfoerdernde-hochschulen.de/B_Basiswissen_GF/B1_Historische_Entwicklung_und_gesetzliche_Grundlagen1.html (Abrufdatum: 06.08.2022).

Armstrong, D. (1995): „The rise of surveillance medicine“. In: *Sociology of Health & Illness*, 17, S. 393–404.

Bandura, A. (1997): *Gesundheitswissenschaften Self-efficacy: The exercise of control.* New York: Freeman.

BARMER (2021): Barmer Krankenhausreport 2021. Abrufbar unter: https://www.bifg.de/media/dl/Reporte/Krankenhausreporte/2021/bifg_BARMER_B_170x210_Krankenhausreport_2021_BF_v01.pdf (Abrufdatum: 07.08.2022).

Beck, U. (1986): *Risikogesellschaft. Auf dem Weg in eine andere Moderne.* Frankfurt a. M.: Suhrkamp.

Becker, P.; Schulz, P.; Schlotz, W. (2004): „Persönlichkeit, chronischer Stress und körperliche Gesundheit“. In: *Zeitschrift für Gesundheitspsychologie*, 12(1), S. 11–23.

Bertelsmann Stiftung (2021): Factsheet Alleinerziehende in Deutschland. Abrufbar unter: https://www.bertelsmann-stiftung.de/fileadmin/files/Projekte/Familie_und_Bildung/Factsheet_WB_Alleinerziehende_in_Deutschland_2021.pdf (Abrufdatum: 06.08.2022).

Blättner, B.; Waller, H. (2011): *Gesundheitswissenschaften. Eine Einführung in Grundlagen, Theorie und Anwendung.* Stuttgart: Kohlhammer.

Blaxter, M. (2001): „What is health?“ In: Davey, B.; Gray, A.; Seale, C. (Hrsg.): *Health and Diesease: A reader.* 3. Aufl. Buckingham: Open University Press.

Bourdieu, P. (1982): Der feine Unterschied. Kritik der gesellschaftlichen Urteilskraft. Frankfurt a. M.: Suhrkamp.

Bruns, W. (2013): *Gesundheitsförderung durch Soziale Netzwerke – Möglichkeiten und Restriktionen.* Wiesbaden: Springer.

Buddeberg, C. (Hrsg.) (2004): *Psychosoziale Medizin.* 3. Aufl. Heidelberg: Springer.

Bundesärztekammer (2022): Ärztestatistik zum 31. Dezember 2021. Abrufbar unter: https://www.bundesaerztekammer.de/fileadmin/user_upload/BAEK/Ueber_uns/Statistik/Statistik_2021/2021_Statistik.pdf (Abrufdatum: 10.06.2022).

Bundesgesundheitsministerium (2016): Die Pflegeversicherung. Abrufbar unter: https://www.bundesgesundheitsministerium.de/themen/pflege/online-ratgeber-pflege/die-pflegeversicherung.html (Abrufdatum: 10.01.2017).

Bundesgesundheitsministerium (2022a): Die Pflegeversicherung. Abrufbar unter: https://www.bundesgesundheitsministerium.de/themen/pflege/online-ratgeber-pflege/die-pflegeversicherung.html (Abrufdatum: 12.08.2022).

Bundesgesundheitsministerium (2022b): Pflegeversicherung. Zahlen und Fakten. Abrufbar unter: https://www.bundesgesundheitsministerium.de/themen/pflege/pflegeversicherung-zahlen-und-fakten.html (Abrufdatum: 12.08.2022).

Bundesinstitut für Arzneimittel und Medizinprodukte (BfArM) (2022): ICD-10-GM. Abrufbar unter: https://www.bfarm.de/DE/Kodiersysteme/Klassifikationen/ICD/ICD-10-GM/_node.html (Abrufdatum: 09.08.2022).

BZgA (o. J.): Aufgaben und Ziele. Abrufbar unter: http://www.bzga.de/die-bzga/aufgaben-und-ziele/ (Abrufdatum: 06.08.2022).

BZgA (2019): Entwicklung des Raucher- und des Nieraucheranteils unter Jugendlichen und jungen Erwachsenen im Alter von 12 bis 25 Jahren in Deutschland im Zeitraum der Jahre von 1979 bis 2018. Abrufbar unter: https://www.bzga.de/fileadmin/user_upload/PDF/studien/Alkoholsurvey_2018_Bericht-Rauchen.pdf (Abrufdatum: 01.06.2022).

BZgA (2021): Wettbewerb „Be Smart – Don't Start" für rauchfreie Schulklassen: BZgA-Hauptpreis geht an Klasse in Weilburg. Abrufbar unter: https://www.bzga.de/presse/pressemitteilungen/2021-07-09-wettbewerb-be-smart-dont-start-fuer-rauchfreie-schulklassen-bzga-hauptpreis-geht-an/ (Abrufdatum: 11.08.2022).

CIA World Factbook (2020): Krankenhausbetten pro Einwohner – Ländervergleich – Top 100. Abrufbar unter: https://www.indexmundi.com/g/r.aspx?t=100&v=2227&l=de (Abrufdatum: 10.06.2022).

DAE (Jöckel, K.-H. et al.) (1997): Messung und Quantifizierung soziographischer Merkmale in epidemiologischen Studien. Abrufbar unter: https://www.dgepi.de/assets/Leitlinien-und-Empfehlungen/Leitlinien_fuer_Gute_Epidemiologische_Praxis_GEP_vom_September_2018.pdf (Abrufdatum: 06.08.2022).

Dahlgren, G.; Whitehead, M. (1991): *Policies and strategies to promote social equity in health.* Stockholm: Institute for Future Studies.

Dahrendorf, R. (1977): *Gesellschaft und Demokratie in Deutschland.* 5. Aufl. München: dtv.

Denollet, J. (2000): „Type D personality. A potential risk factor refined". In: *Journal of Psychosomatic Research*, 49, S. 255–237.

Deutsche Gesellschaft für Public Health (2022): Public Health – Eine Einführung. Abrufbar unter: https://www.dgph.info/informationen (Abrufdatum: 06.08.2022).

Deutsches Krebsforschungszentrum (Hrsg.) (2008): Rauchende Kinder und Jugendliche in Deutschland – leichter Einstieg, schwerer Ausstieg. Band 8 der Roten Reihe Tabakprävention und Tabakkontrolle. Heidelberg. Abrufbar unter: https://www.dkfz.de/de/rauchertelefon/download/Band_8_Kinder_und_Jugendliche.pdf (Abrufdatum: 06.08.2022).

Deutsches Krebsforschungszentrum (Hrsg.) (2020): Tabakatlas Deutschland 2020 – auf einen Blick. Abrufbar unter: https://www.dkfz.de/de/tabakkontrolle/download/Publikationen/sonstVeroeffentlichungen/Tabakatlas-Deutschland-2020_Auf-einen-Blick.pdf (Abrufdatum: 12.08.2022).

Doll, R.; Hill, A. B. (1956): „Lung cancer and other causes of death in relation to smoking. A second report on the mortality of British doctors". In: *British Medical Journal*, 233, S. 1071–1076.

Doll, R.; Peto, R.; Boreham, J.; Sutherland, I. (2004): „Mortality in relation to smoking: 50 years' observation on male British doctors". In: *British Medical Journal*, 328, S. 1519–1533.

Durkheim, É. (1995): *Der Selbstmord*, Frankfurt a. M.: Suhrkamp.

Egger, J. (2005): „Das biopsychologische Krankheitsmodell". In: *Psychologische Medizin*, 16, S. 1–12.

Faltermaier, T. (2005): *Gesundheitspsychologie*. Stuttgart: Kohlhammer.

Filipp, S.-H.; Aymanns, P. (2010): *Kritische Lebensereignisse und Lebenskrisen. Vom Umgang mit den Schattenseiten des Lebens*. Stuttgart: Kohlhammer.

Fisch, J. M. (2015): Hormon replacement therapy 13 years after the women's health initiative study. Abrufbar unter: http://www.science20.com/american_council_on_science_and_health/hormone_replacement_therapy_13_years_after_the_womens_health_initiative_study-156739 (Abrufdatum: 06.08.2022).

Frank, J. P. (1779): *System einer vollständigen medicinischen Polizey*. Band 1. Mannheim.

Franke, A. (2012): *Modelle von Gesundheit und Krankheit*. Bern: Huber.

Franzkowiak, P. (2018): Soziale Unterstützung. Abrufbar unter: http://www.leitbegriffe.bzga.de/alphabetisches-verzeichnis/soziale-unterstuetzung/ (Abrufdatum: 06.08.2022).

Friedman, M.; Rosenman, R. H. (1959): „Association of specific overt behavior pattern with blood and cardiovascular findings; blood cholesterol level, blood clotting time, incidence of arcus senilis, and clinical coronary artery disease“. In: *J Am Med Assoc.*, 69, S. 1286–1296.

Geiger, T. (1932): *Die soziale Schichtung des deutschen Volkes: Soziografischer Versuch auf statistischer Grundlage.* Stuttgart: Enke.

Geißler, R. (2002): *Die Sozialstruktur Deutschlands. Die gesellschaftliche Entwicklung vor und nach der Vereinigung.* 3., grundlegend überarb. Aufl. Wiesbaden: Westdeutscher Verlag.

Gerlinger, T. (2017): Dossier Gesundheitspolitik. Merkmale des deutschen Gesundheitswesens. Bundeszentrale für politische Bildung. Abrufbar unter: https://www.bpb.de/themen/gesundheit/gesundheitspolitik/251611/merkmale-des-deutschen-gesundheitswesens/(Abrufdatum: 12.08.2022).

Gerlinger, T.; Burkhardt, W. (2017): Dossier Gesundheitspolitik. Merkmale des deutschen Gesundheitswesens. Bundeszentrale für politische Bildung. Abrufbar unter: https://www.bpb.de/themen/gesundheit/gesundheitspolitik/251611/merkmale-des-deutschen-gesundheitswesens/ (Abrufdatum: 06.08.2022).

Gerlinger, T. (2021): Präventionsgesetz. Abrufbar unter: http://www.leitbegriffe.bzga.de/alphabetisches-verzeichnis/praeventionsgesetz/ (Abrufdatum: 06.08.2022).

GKV-Spitzenverband (2014): Ambulante Patientenversorgung verbessern – Vorschläge und Forderungen des GKV-Spitzenverbandes. Abrufbar unter: https://www.gkv-spitzenverband.de/media/dokumente/presse/pressekonferenzen_gespraeche/2014_1/pk_2014_02_27_amb_versorgung/2014-02-27_Vortrag_ambulante_Versorgung_Stackelberg_Partsch.pdf (Abrufdatum: 16.01.2017).

Gesundheitsberichterstattung des Bundes (GBE) (2015): Gesundheitsbericht für Deutschland (2015). Abrufbar unter: http://www.gbe-bund.de/pdf/GESBER2015.pdf (Abrufdatum: 06.08.2022).

Geyer, S. (2021): Soziale Ungleichheit und Gesundheit/Krankheit. Abrufbar unter: https://leitbegriffe.bzga.de/alphabetisches-verzeichnis/soziale-ungleichheit-und-gesundheitkrankheit/ (Abrufdatum: 06.08.2022).

Gross, J. J. (1998): „Antecedent- and response-focused emotion regulation: Divergent consequences for experience, expression and physiology“. In: *Journal of Personality and Social Psychology*, 74, S. 224–237.

Haag, R. (2009): *Johann Peter Frank (1745–1821) und seine Bedeutung für die öffentliche Gesundheit.* Dissertation, Medizinische Fakultät der Universität des Saarlandes, Homburg/Saar.

Hartung, S.; Rosenbrock, R. (2022): Settingansatz – Lebensweltansatz. Bundeszentrale für gesundheitliche Aufklärung: Leitbegriffe der Gesundheitsförderung. Abrufbar unter: https://leitbegriffe.bzga.de/alphabetisches-verzeichnis/settingansatz-lebensweltansatz/ (Abrufdatum: 06.08.2022).

Hoffmann, E.; Scott, M. (1993): The revised international standard classification of occupation (ISCO-88), Genf, International Labour Office Bureau of Statistics. Abrufbar unter: http://www.oit.org/public/english/bureau/stat/download/papers/short.pdf (Abrufdatum: 06.08.2022).

Hoffmeyer-Zlotnik, J. et al (1997): Messung und Quantifizierung soziographischer Merkmale in epidemiologischen Studien. Abrufbar unter: https://www.dgepi.de/assets/Leitlinien-und-Empfehlungen/Messung-und-Quantifizierung-soziodemographischer-Merkmale.pdf (Abrufdatum: 06.08.2022).

Hradil, S. (1999): *Soziale Ungleichheit in Deutschland.* Opladen: UTB Leske+Budrich.

Hradil, S. (2006): „Soziale Milieus – eine praxisorientierte Forschungsperspektive". In: *Politik und Zeitgeschichte bpd*, 44–45, 3–10. Abrufbar unter: http://www.bpb.de/apuz/29429/soziale-milieus-eine-praxisorientierte-forschungsperspektive?p=all (Abrufdatum: 06.08.2022).

Hurrelmann, K. (1991): *Sozialisation und Gesundheit.* Weinheim, München: Juventa.

Hurrelmann, K. (2000): *Gesundheitssoziologie. Eine Einführung in sozialwissenschaftliche Theorien von Krankheitsprävention und Gesundheitsförderung.* Weinheim, München: Juventa.

IQWiG (2018): Das deutsche Gesundheitssystem. Abrufbar unter: https://www.gesundheitsinformation.de/das-deutsche-gesundheitssystem.html (Abrufdatum: 11.08.2022).

IQWiG (2016): Was sind Disease-Management-Programme? Abrufbar unter: https://www.gesundheitsinformation.de/was-sind-disease-management-programme-dmp.html (Abrufdatum: 12.08.2022).

Joas, H. (Hrsg.) (2003): *Lehrbuch der Soziologie.* 2. Aufl. Frankfurt a. M., New York: Campus.

Johnston, V.; Liberato, S.; Thomas, D. (2012): „Incentives for preventing smoking in children and adolescents". In: *Cochrane Database of Systematic Reviews*, Issue 10.

Jones, F.; Bright, J. (2001): *Stress. Myth, Theory and Research.* Prentice Hall: Harlow.

Jordan, S.; von der Lippe, E. (2012): „Angebote der Prävention – Wer nimmt teil?" (Hrsg. RKI), *GBE kompakt*, 3, 5.

Jordan, S.; von der Lippe, E. (2013): „Teilnahme an verhaltenspräventiven Maßnahmen. Ergebnisse der Studie zur Gesundheit Erwachsener in Deutschland (DEGS1)". In: *Bundesgesundheitsblatt*, 56, S. 878–884.

Kaba-Schönstein, L. (2018): Gesundheitsförderung 1: Grundlagen. BZgA Leitbegriffe. Abrufbar unter: https://leitbegriffe.bzga.de/alphabetisches-verzeichnis/gesundheitsfoerderung-1-grundlagen/ (Abrufdatum: 06.08.2022).

KBV (Kassenärztliche Bundesvereinigung) (2021): Patientenflyer: Der Vorsorge-Checker. Abrufbar unter: https://www.kbv.de/media/sp/kbvFlyerVorsorge.pdf (Abrufdatum: 11.08.2022).

Kleining, G.; Moore, H. (1968): „Soziale Selbsteinstufung (SSE): ein Instrument zur Messung sozialer Schichten". In: *Kölner Zeitschrift für Soziologie und Sozialpsychologie* 20(3), S. 502–552.

Klemperer, D. (2015): *Sozialmedizin – Public Health – Gesundheitswissenschaften.* Bern: Hogrefe.

Knoll, N.; Scholz, U.; Rieckmann, N. (2013): *Einführung Gesundheitspsychologie.* München: Reinhardt.

Kobasa, S. (1979): „Personality and resistance to illness". In: *American Journal of Community Psychology,* 7(4), S. 413–423.

Kolip P. (Hrsg.) (2000): *Weiblichkeit ist keine Krankheit.* Weinheim, München: Juventa.

Koppelin, F. (2008): *Soziale Unterstützung pflegender Angehöriger. Theorien, Methoden und Forschungsbeiträge. Studien zur Gesundheits- und Pflegewissenschaft.* Bern: Huber.

Krantz, D. S.; McCeney, M. K. (2002): „Effects of psychological and social factors on organic disease. A critical assessment of research on coronary heart disease". In: *Annual Review of Psychology,* 53, S. 341–369.

Labisch, A. (1989): *Kommunale Gesundheitsförderung – aktuelle Entwicklungen, Konzepte, Perspektiven.* Frankfurt a. M.: Deutsche Zentrale für Volksgesundheitspflege.

Lange, K. (2020): „Bewältigung und Umgang mit chronischen Krankheiten". In: Haring, R. (Hrsg.): *Gesundheitswissenschaften.* Wiesbaden: Springer, S. 311–320.

Lazarus, R. S.; Folkmann, S. (1984): *Stress, Appraisal and Coping.* New York: Springer.

Lazarus, R. S. (1998): *Fifty years of the research and theory of R. S. Lazarus.* Mahwah: Erlbaum.

Luhmann, N. (1987): *Soziale Systeme. Grundriß einer allgemeinen Theorie.* Frankfurt a. M.: Suhrkamp.

Marmot, M. (2005): „Social determinants of health inequalities". In: *Lancet,* 365, S. 1099–1104.

Medizinischer Dienst Bund (MD Bund) (2021): Begutachtungsrichtlinie Vorsorge und Rehabilitation. Abrufbar unter: https://md-bund.de/fileadmin/dokumente/Publikationen/GKV/Begutachtungsgrundlagen_GKV/BGA_Vorsorge_Reha_211220.pdf (Abrufdatum: 05.08.2022).

Mielck, A. (2005): *Soziale Ungleichheit und Gesundheit. Einführung in die aktuelle Diskussion.* Bern: Huber.

Neumann, S. (1847): *Die öffentliche Gesundheitspflege und das Eigenthum an die Öffentlichkeit Kritisches und Positives mit Bezug auf die preußische Medizinalverfassungs-Frage.* Berlin: Adolph Rick.

OECD (2013): Health at a glance. Abrufbar unter: http://www.keepeek.com/Digital-Asset-Management/oecd/social-issues-migration-health/health-at-a-glance-2013_health_glance-2013-en (Abrufdatum: 06.08.2022).

Pedersen, A. T.; Ottesen, B. (2003): „Issues to debate on the Women's Health Initiative (WHI) study. Epidemiology or randomized clinical trials – time out for hormone replacement therapy studies?" In: *Human Reproduction*, 18(11), S. 2241–2244.

Prochaska, J. O.; DiClemente, C. C. (1983): „Stages and Processes of Self-Change of Smoking: Toward an Integrative Model of Change". In: *Journal of Consulting and Clinical Psychology*, 51, S. 390–395.

Regneri, G. (2011): *Salomon Neumann. Sozialmediziner – Statistiker – Stadtverordneter. Jüdische Miniaturen.* Band 107. Berlin: Hentrich & Hentrich.

RKI (Hrsg.) (2014): *Gesundheitliche Lage der Männer in Deutschland. Beiträge zur Gesundheitsberichterstattung des Bundes.* Berlin.

Sachverständigenrat zur Begutachtung der Entwicklung im Gesundheitswesen (2014): Gutachten 2014. Abrufbar unter: https://www.svr-gesundheit.de/gutachten/gutachten-2014/ (Abrufdatum: 06.08.2022).

Schaefer, H.; Blohmke, M. (1978): *Sozialmedizin.* Stuttgart: Thieme.

Schmidt, M. G. (1998): *Sozialpolitik in Deutschland.* 2. Aufl. Opladen: Leske + Budrich.

Schreier, M. F.; Carver, C. S.; Bridges, M. W. (2001): „Optimism, pessimism, and psychological well-being". In: Chang, E. C. (Hrsg.): *Optimism and pessimism: Implications for theory, research and* practice. Washington, DC: American Psychological Association, S. 189–216.

Schumacher, J.; Wilz, G.; Gunzelmann, T.; Brähler, E. (2000): „Die Sense of Coherence Scale von Antonovsky". In: *Psychotherapie, Psychosomatik und Medizinische Psychologie*, 50, S. 472–482.

Schwartz, F.-W.; Walter, U. (1996): „Public Health in Deutschland". In: Walter, U.; Paris, W. (Hrsg.): *Public Health – Gesundheit im Mittelpunkt.* Meran: Alfred & Söhne, S. 2–12.

Schwartz, F.-W. (1998): *Das Public Health Buch. Gesundheit und Gesundheitswesen* (Hrsg. F. W. Schwartz, B. Badura, R. Leidl, H. Raspe, J. Siegrist). München, Wien, Balitmore: Urban & Schwarzenberg (neueste Aufl. von 2012).

Schwarzer, R. (2004): *Psychologie des Gesundheitsverhaltens: Einführung in die Gesundheitspsychologie.* Göttingen: Hogrefe.

Schwarzer, R. (2005): *Gesundheitspsychologie.* Göttingen: Hogrefe.

Schwarzer, R. (2008): „Modeling health behavior change: How to predict and modify the adoption and maintenance of health behaviors". In: *Applied Psychology. An International Review*, 57, S. 1–29.

Schwarzer, R.; Fleig, L. (2014): „Von der Risikowahrnehmung zur Änderung des Gesundheitsverhaltens". In: *Zbl Arbeitsmed*, 64, S. 338–341.

Segerstrom, S. C. (2000): „Personality and the immune system. Models, methods, and mechanisms". In: *Annals of Behavioral Medicine*, 22, S. 180–190.

Simon, M. (2021): *Das Gesundheitssystem in Deutschland. Eine Einführung in Struktur und Funktionsweise.* Göttingen: Hogrefe.

Sinus (2021): Die neuen Sinus-Milieus 2021. Abrufbar unter: https://www.sinus-institut.de/media-center/presse/sinus-milieus-2021 (Abrufdatum: 06.08.2022).

Statistisches Bundesamt (Hrsg.) (1998): *Gesundheitsbericht für Deutschland.* Stuttgart: Metzler-Poeschel.

Statistisches Bundesamt (2019): Bevölkerungsentwicklung und Altersstruktur. Abrufbar unter: https://www.bpb.de/kurz-knapp/zahlen-und-fakten/soziale-situation-in-deutschland/61541/bevoelkerungsentwicklung-und-altersstruktur/ (Abrufdatum: 12.08.2022).

Statistisches Bundesamt (2021): Pflegebedürftige nach Versorgungsart, Geschlecht und Pflegegrade 2019. Abrufbar unter: https://www.destatis.de/DE/Themen/Gesellschaft-Umwelt/Gesundheit/Pflege/Tabellen/pflegebeduerftige-pflegestufe.html;jsessionid=C99780577D31DA72B2D8F1102EDD2D2E.live742 (Abrufdatum: 6.08.2022).

Statistisches Bundesamt (2022a): Lebenserwartung von Männern und Frauen bei der Geburt in Deutschland im Zeitraum der Jahre 1871 bis 2020 (in Jahren). Abrufbar unter: https://de.statista.com/statistik/daten/studie/185394/umfrage/entwicklung-der-lebenserwartung-nach-geschlecht (Abrufdatum: 01.06.2022)

Statistisches Bundesamt (2022b): Einrichtungen, Betten und Patientenbewegung – Statistisches Bundesamt. Abrufbar unter: https://www.destatis.de/DE/Themen/Gesellschaft-Umwelt/Gesundheit/Krankenhaeuser/Tabellen/gd-krankenhaeuser-jahre.html (Abrufdatum: 10.06.2022).

Statista (2022): Rauchen – Statistiken und Zahlen. Abrufbar unter: https://de.statista.com/themen/150/rauchen/#dossierKeyfigures (Abrufdatum: 12.08.2022).

Surgeon General (1964): *Smoking and Health. The Reports of the Surgeon General.* United States, Public Health Service, Office of the Surgeon General.

United Nations – Regional Information Centre for Western Europe (1973): Charta der Vereinigten Nationen und Statut des Internationalen Gerichtshofs. Bundesgesetzblatt 1973 II. Abrufbar unter: http://www.unric.org/html/german/pdf/charta.pdf (Abrufdatum: 04.02.2017).

VDEK (Verband deutscher Ersatzkassen) (2020): Daten zum Gesundheitswesen: Versicherte. Abrufbar unter: https://www.vdek.com/presse/daten/b_versicherte.html (Abrufdatum: 10.06.2022).

Vereinte Nationen (1948): Menschenrechte (A/Res/217 A (III)). Abrufbar unter: http://www.un.org/depts/german/menschenrechte/aemr.pdf (Abrufdatum: 05.02.2017).

Waller, H. (2002): Rahmenbedingungen der Gesundheitsförderung. Abrufbar unter: http://www.gesundheitsfoerdernde-hochschulen.de (Abrufdatum: 20.03.2006).

Waller, H. (2006): *Gesundheitswissenschaft. Eine Einführung in die Grundlagen und Praxis.* Stuttgart: Kohlhammer.

WHO (o. J.): Erklärung von Alma-Ata. Abrufbar unter: http://www.euro.who.int/__data/assets/pdf_file/0017/132218/e93944G.pdf (Abrufdatum: 06.08.2022).

WHO (1948): Constitution of the World Health Organization. Abrufbar unter: http://apps.who.int/gb/bd/PDF/bd47/EN/constitution-en.pdf (Abrufdatum: 06.08.2022).

WHO (1981): *Disability prevention and rehabilitation.* Technical Report Series 668, Genf.

WHO (1986): Ottawa-Charta zur Gesundheitsförderung. Abrufbar unter: https://www.euro.who.int/__data/assets/pdf_file/0006/129534/Ottawa_Charter_G.pdf (Abrufdatum: 06.08.2022

WHO (1998): Life in the 21st century. A vision for all. Abrufbar unter: http://www.who.int/whr/1998/en/ (Abrufdatum: 06.08.2022).

WHO (2004): *Soziale Determinanten von Gesundheit: die Fakten.* 2. Ausgabe. Redaktion Richard Wilkinson und Michael Marmot. Kopenhagen.

WHO (2008): Burden of diseases. Abrufbar unter: http://www.euro.who.int/de/data-and-evidence/interactive-atlases/atlases-of-burden-of-disease (Abrufdatum: 09.02.2017).

WHO (2012): Europäischer Aktionsplan zur Stärkung der Kapazitäten und Angebote im Bereich der öffentlichen Gesundheit. Regionalkomitee für Europa. Malta, 10.–13. September 2012. Abrufbar unter: https://apps.who.int/iris/bitstream/handle/10665/336412/62wd12g-rev1-EAPPublicHealth-121830.pdf?sequence=1&isAllowed=y (Abrufdatum: 06.08.2022).

WHO (2022a): Foodborne diseases. Abrufbar unter: http://www.who.int/topics/foodborne_diseases/en/ (Abrufdatum: 07.08.2022).

WHO (2022b): Lebenserwartung ab der Geburt, beide Geschlechter, 2019. Abrufbar unter: https://www.who.int/data/gho/data/indicators/indicator-details/GHO/life-expectancy-at-birth-(years) (Abrufdatum: 01.06.2022).

WHO (2022c): Healthy life expectancy (HALE) at birth. Abrufbar unter: https://www.who.int/data/gho/data/indicators/indicator-details/GHO/gho-ghe-hale-healthy-life-expectancy-at-birth (Abrufdatum: 07.08.2022).

WHO (2022d): The top 10 causes of death. Abrufbar unter: https://www.who.int/news-room/fact-sheets/detail/the-top-10-causes-of-death (Abrufdatum: 01.06.2022).

Winkler, J. (1998): „Die Messung des sozialen Status mit Hilfe eines Index in den Gesundheitssurveys der DHP". In: Ahrens, W.; Bellach, B.-M.: Jöckel, K.-H. (Hrsg.): *Messung soziodemographischer Merkmale in der Epidemiologie.* RKI-Schriften 1/98. München: MMV, S. 69–74.

Winslow CEA (1920): „The unfilled field of public health". In: *Modern Medicine*, 2, S. 183–191.

Wittchen, H.-U.; Lachner, G. (1996): „Klassifikationen". In: Ehlers, A.; Hahlweg, K. (Hrsg.): *Enzyklopädie der Psychologie.* Band 1. Göttingen: Hogrefe, S. 3–67.

Register

Abbildungsverzeichnis

Tabellenverzeichnis